Checklisten der aktuellen Medizin

Der Grundgedanke:

➤ Mediziner in Klinik und Praxis benötigen – unabhängig von ihrem Ausbildungsstand – handlungsrelevante Informationen.
➤ Der Zugriff zu den Informationen soll einfach und schnell möglich sein.
➤ Die Fakten müssen dabei umfassend und konkret dargestellt werden.

Das Konzept:

➤ Ein Stichwort wird *einmal ausführlich* behandelt.
➤ Die Checklisten sind trotz der Faktenfülle handlich, kompakt und übersichtlich.
➤ Das ausführliche Sachregister mit Erklärung der verwendeten Abkürzungen ermöglicht einen raschen Informationszugriff.
➤ Die Informationen lassen sich direkt in die Praxis umsetzen.
➤ Farbliche Untergliederung erleichtert die Orientierung.

In der Checkliste Echokardiographie finden Sie:

im grauen Teil:
➤ Physikalische und theoretische Grundlagen
➤ Die echokardiographische Standarduntersuchung
➤ Kontrastechokardiographie
➤ Belastungsechokardiographie
➤ Transösophageale Echokardiographie

im blauen Teil:
Alle Organveränderungen und Krankheitsbilder im transthorakalen und/oder transösophagealen Echo:
➤ Mit möglichen Fallstricken
➤ Jeweils unter Berücksichtigung des Befundes mit B- und M-Mode, PW-, CW- und Farbdoppler
➤ Differentialdiagnose
➤ Zusammenfassung

W0195041

Checkliste
Echokardiographie

Checklisten
der aktuellen Medizin

Begründet von Felix Largiadèr, Alexander Sturm,
Otto Wicki

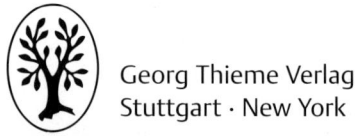

Georg Thieme Verlag
Stuttgart · New York

Checkliste
Echokardiographie

Thomas Böhmeke, Klaus Weber

2., neubearbeitete und erweiterte Auflage

528 Abbildungen

1998
Georg Thieme Verlag
Stuttgart · New York

Die Zeichnungen wurden von Herrn Dr. Böhmeke angefertigt

Umschlaggrafik: Cyclus DTP Loenicker, Stuttgart

Die Deutsche Bibliothek – CIP-Einheitsaufnahme

Böhmeke, Thomas:
Checkliste Echokardiographie / Thomas Böhmeke ; Klaus Weber. – 2. Aufl. – Stuttgart ; New York : Thieme 1998
   (Checklisten der aktuellen Medizin)

1. Auflage 1995

Wichtiger Hinweis:

Wie jede Wissenschaft ist die Medizin ständigen Entwicklungen unterworfen. Forschung und klinische Erfahrung erweitern unsere Erkenntnisse, insbesondere was Behandlung und medikamentöse Therapie anbelangt. Soweit in diesem Werk eine Dosierung oder eine Applikation erwähnt wird, darf der Leser zwar darauf vertrauen, daß Autoren, Herausgeber und Verlag große Sorgfalt darauf verwandt haben, daß diese Angabe dem **Wissensstand bei Fertigstellung des Werkes** entspricht.

Für Angaben über Dosierungsanweisungen und Applikationsformen kann vom Verlag jedoch keine Gewähr übernommen werden. **Jeder Benutzer ist angehalten,** durch sorgfältige Prüfung der Beipackzettel der verwendeten Präparate und gegebenenfalls nach Konsultation eines Spezialisten festzustellen, ob die dort gegebene Empfehlung für Dosierungen oder die Beachtung von Kontraindikationen gegenüber der Angabe in diesem Buch abweicht. Eine solche Prüfung ist besonders wichtig bei selten verwendeten Präparaten oder solchen, die neu auf den Markt gebracht worden sind. **Jede Dosierung oder Applikation erfolgt auf eigene Gefahr des Benutzers.** Autoren und Verlag appellieren an jeden Benutzer, ihm etwa auffallende Ungenauigkeiten dem Verlag mitzuteilen.

© 1995, 1998 Georg Thieme Verlag, Rüdigerstraße 14, D-70469 Stuttgart
Printed in Germany

Satz und Druck: Druckhaus Götz GmbH, Ludwigsburg
Gesetzt auf CCS Textline (Linotronic 630)

ISBN 3-13-129402-7   1 2 3 4 5 6

Vorwort zur 2. Auflage

Die hohe Akzeptanz der Checkliste Echokardiographie hat mich in der Meinung bestärkt, die richtige Form zur Verbreitung dieser wichtigen Methode gefunden zu haben. Daher wurde in der jetzigen Auflage der Text weiterhin knapp und präzise gehalten, die Abbildungen erheblich verbessert und die Grafiken nochmals komplett überarbeitet. Anregungen und Verbesserungsvorschläge habe ich gerne entgegengenommen und möglichst alle umgesetzt. Mein ausdrücklicher Dank gilt Frau Dr. med. B. Hansen vom Georg Thieme Verlag für die hervorragende Zusammenarbeit.

Bochum, im Frühjahr 1998

Vorwort zur 1. Auflage

Die Echokardiographie hat sich in der klinischen Medizin innerhalb kurzer Zeit etabliert und ist essentieller Baustein jeder kardiologisch-internistischen Diagnostik. In den letzten Jahren ist die konventionelle ein- und zweidimensionale Echokardiographie durch die Doppler-, Farbdoppler-, Belastungs-, Kontrast- und transösophageale Echokardiographie umfangreich erweitert worden. Der Aufgabe, dieses gesamte Spektrum der Echokardiographiemethoden in dem praktischen Prinzip der Checkliste darzustellen, sind wir gerne nachgekommen.

Der Rahmen der Checkliste bietet die umfassende und konzentrierte Darstellung auch seltenerer Krankheitsbilder und Befundkonstellationen. Dem kardiologisch Interessierten – Studenten und junge Ärzte – ermöglichen die Kapitel der echokardiographischen Grundlagen eine rasche Einarbeitung in die Thematik, dem Fortgeschrittenen dienen die Kriterien der einzelnen Krankheitsbilder zur schnellen Orientierung. Des weiteren soll das Interesse geweckt werden, die erworbenen Kenntnisse in den jeweiligen Lehrbüchern der Echokardiographie zu vertiefen.

Wir möchten an dieser Stelle ausdrücklich Herrn Professor Dr. Ricken sowie Herrn Professor Dr. Sturm für die sorgfältige und kritische Durchsicht des Manuskriptes danken. Für die redaktionelle Betreuung gilt unser Dank Herrn Dr. med. Bob vom Thieme Verlag, Frau Elwing für die Buchgestaltung.

Bochum, im Herbst 1994   T. Böhmeke
                                                               K. Weber

Dr. med. Thomas Böhmeke
Gemeinschafts-Praxis
Dr. Langen
Friedrichstraße 3
D-45964 Gladbeck

Priv.-Doz. Dr. med. Klaus Weber, Oberarzt
Medizinische Universitätsklinik
der Ruhr-Universität Bochum
im St.-Josef-Hospital – Kardiologie
Gudrunstraße 56
D-44791 Bochum

Grauer Teil: Grundlagen

Blauer Teil: Organveränderungen im transthorakalen und transösophagealen Echodardiogramm

Inhaltsverzeichnis

Physikalische Grundlagen der Doppler-Echokardiographie

Einführung

➤ **Schallwellen sind charakterisiert durch:**
- Periode der Schwingungsdauer [s].
- Wellenlänge (λ) = räumliche Ausdehnung der Periode [m].
- Frequenz (f) = Anzahl der Perioden pro Sekunde [Hz bzw. 1/s].
- Das Produkt aus Wellenlänge und Frequenz ergibt die Geschwindigkeit des Schalls c [m/s]:

$$c = \lambda \cdot f \; [m/s] \tag{Gl. 1}$$

➤ **Ultraschallwellen:** Als Ultraschallwellen werden Frequenzen bezeichnet, die über dem menschlichen Hörvermögen liegen (> 20.000 Hz). In der medizinischen Diagnostik werden üblicherweise Frequenzen zwischen 1 und 10 Megahertz eingesetzt.

➤ **Erzeugung von Ultraschallwellen durch das piezoelektrische Prinzip:**
- Eine am Piezokristall (P) angelegte Spannung erzeugt eine proportionale Deformation und somit eine Druckwelle (Abb. 1).
- Umgekehrt ergibt eine auf das Piezokristall (P) auftreffende Schallwelle eine proportionale Spannungsänderung.

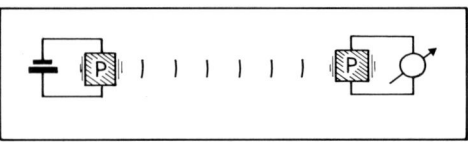

Abb. 1   Erzeugung von Ultraschallwellen durch das piezoelektrische Prinzip.

➤ **Echoimpulsverfahren:**
- Durch das Piezokristall im Ultraschallwandler wird ein zeitlich begrenzter Impuls erzeugt.
- Die Ultraschallwellen breiten sich im angeschallten Medium entsprechend der Schallgeschwindigkeit (im menschlichen Körper im Mittel 1540 m/s) aus und werden an akustischen Grenzflächen absorbiert, gestreut und reflektiert.
- Der Ultraschallwandler schaltet auf Empfang um und analysiert die reflektierten Ultraschallwellen hinsichtlich der Laufzeit ($\sim$ Entfernung des Reflektionsortes vom Wandler) und der Amplitude ($\sim$ Helligkeit des Bildpunktes).
- Eine Ultraschallabbildung ist somit die Darstellung akustischer Grenzflächen zwischen Medien unterschiedlicher Schallgeschwindigkeit.

➤ **Charakteristik des Schallimpulses:**
- *Schallausbreitung* (Abb. 2): Im Nahfeld bestehen aufgrund unterschiedlich hoher Schalldruckschwankungen schlechte Reflektionen, in der Fokuszone bei hoher und homogener Schallintensität eine gute Bilddarstellung, in der Fernzone aufgrund Öffnung des Schallwinkels wiederum eine schlechte Bilddarstellung.
- *Sendefrequenz:* Hohe Frequenzen (7,5 – 10 MHz) bieten hohe Auflösung bei geringer Eindringtiefe in ein Medium, niedrige Frequenzen (2,5 – 5 MHz) höhere Eindringtiefe bei geringer Detailauflösung.

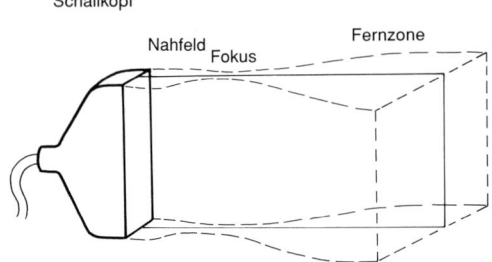

Abb. 2   Ausbreitung eines Ultraschallimpulses.

Ultraschallverfahren

➤ **A-Mode**: Eindimensionale Darstellung, geeignet zur Streckenmessung z.B. in der Orbitadiagnostik (Abb. 3).

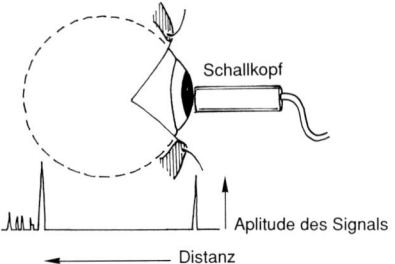

Abb. 3   Messung des Orbitadurchmessers mittels A-Mode.

➤ **M-Mode** (Abb. 4): Eindimensionale Ultraschallmessung in Abhängigkeit von der Zeit, geeignet zur Darstellung schnell bewegender Strukturen (z.B. Herzklappen).

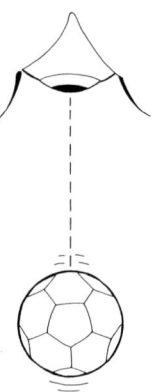

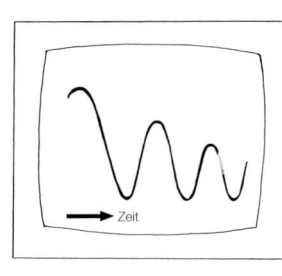

Zeit

Abb. 4 Prinzip der M-Mode-Registrierung: Man betrachtet den obersten Punkt des Fußballes, die unterschiedliche Entfernung wird auf der Y-Achse aufgetragen, der zeitliche Verlauf auf der X-Achse.

➤ **B-Mode:** Zweidimensionale Schnittbilddarstellung. Die Intensität der reflektierten Signale wird in Grauwertstufen wiedergegeben. Es kommen unterschiedliche Bauarten der Ultraschallwandler (Scanner) zur Anwendung:
1. *Linearscanner:* In Reihe angeordnete Piezokristalle, rechteckiges Bild.
2. *Sektorscanner:* Mechanisch rotierende oder kreisförmig angeordnete Impulsgeber erzeugen ein sektorförmiges Bild. Der zeitliche Bildaufbau ist hier abhängig von der Sektorgröße bzw. seiner Breite; bei kleinem Sektor besteht eine rasche Bildfolge mit guter zeitlicher Auflösung.
3. *Phased-array Scanner:* Parallel angeordnete Piezokristalle werden zeitlich versetzt zur Erzeugung von Schallwellen angesteuert. Es resultiert ein sektorförmiges Ultraschallbild.

➤ **Regeln zum Bildaufbau:**
   – Die besten Auflösung befindet sich im mittleren Bilddrittel.
   – In der Nahzone besteht eine schlechte Detailauflösung.
   – Das darzustellende Objekt sollte nicht tangential, sondern möglichst senkrecht zum Schallstrahl zur Abbildung kommen.
   – Pathologische Veränderungen sollten immer in zwei senkrecht aufeinanderstehenden Ebenen dargestellt werden.

Das Doppler-Prinzip

➤ Das Doppler-Prinzip beschreibt die Änderung von Schallfrequenzen bei Bewegung der Schallquelle oder des Reflektionsortes und ist definiert in der **Doppler-Gleichung:**

$$f_x = f_0 \cdot \frac{2\,v \cdot \cos \alpha}{c} \qquad\qquad (Gl. 2)$$

f_x = Frequenzänderung (Doppler-Shift)
f_0 = Ausgesandte Frequenz (Schallkopffrequenz)

v = Blutströmungsgeschwindigkeit
α = Winkel zwischen Schallstrahl und Blutfluß
c = Schallgeschwindigkeit im Gewebe

Die Sendefrequenz eines Ultraschallkopfes (f_o) ist konstant, die Schallgeschwindigkeit (c) im Körpergewebe ist mit ca. 1540 m/s relativ konstant, so daß vereinfacht gilt:

$$f_x \sim 2\,v \cdot \cos \alpha \qquad \text{(Gl. 3)}$$

Die Geschwindigkeit (v, sogenannter Doppler-Shift, s. u.) ist die gemessene Größe, die als Geschwindigkeits-Zeit-Diagramm (Abb. 5) dargestellt werden kann.

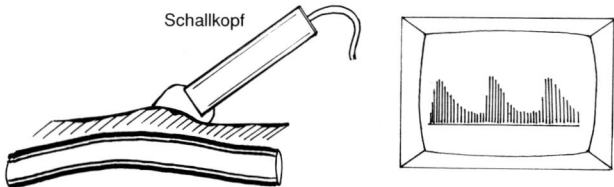

Abb. 5   Ableitung des Dopplersignals über einer oberflächlichen Arterie mit Geschwindigkeits-Zeit-Darstellung.

➤ **Doppler-Shift und Anschallungswinkel** (Abb. 6): Bei nicht achsengerechter Anlotung der Blutströmung ändert sich der Doppler-Shift mit dem Kosinus des Anschallungswinkels (α) zwischen Doppler-Sonde und Blutströmung. In Abhängigkeit vom Anschallungswinkel errechnet sich der Kosinus prozentual wie folgt:
  – $0° = 100\%$
  – $15° = 97\%$
  – $30° = 87\%$
  – $45° = 71\%$
  – $60° = 50\%$
  – $75° = 26\%$
  – $90° = 0\%$

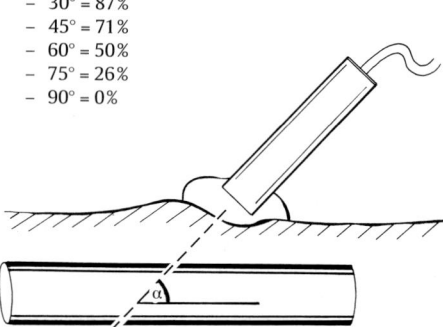

Abb. 6   Abhängigkeit des Doppler-Shifts vom Anschallungswinkel.

– Falls der maximale Doppler-Shift als Kriterium in die Diagnosestellung eingeht, sind Winkelabweichungen > 30° nicht akzeptabel, andernfalls werden falsch niedrige Werte ermittelt.
– Eine rechnerische Korrektur des Doppler-Shifts bei größerem Winkelfehler ist nicht empfehlenswert, da sie gemäß in-vitro-Messungen bei größerem Winkelfehler zur systematischen Überschätzung des Doppler-Shifts führt.

Doppler-Methoden

➤ **CW-(continuous-wave)-Doppler-Methode:**
– Es findet eine kontinuierliche (continuous wave) Schallemission und Registrierung der reflektierten Signale durch den Schallkopf statt.
– Eine Strömung in Richtung auf den Schallkopf zu wird oberhalb der Nullinie aufgetragen.
– Eine vom Schallkopf weg gerichtete Strömung wird unterhalb der Nullinie aufgetragen.
– Die CW-Methode gestattet Richtungsdiskriminierungen und exakte Bestimmung der Maximalshifts auch über 2 m/s, ohne daß über die Entstehungstiefe der Signale eine Aussage getroffen werden kann.
– Das folgende Beispiel zeigt eine CW-Doppler-Messung in der linksventrikulären Ausstrombahn (Abb. 7) und das zugehörige Doppler-Diagramm (Abb. 8) bei einer Aorteninsuffizienz.

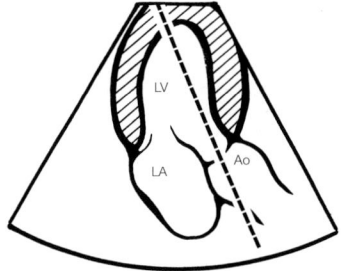 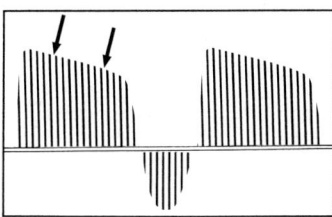

Abb. 7 Meßstrahl des CW-Dopplers in der linksventrikulären Ausstrombahn.

Abb. 8 CW-Doppler-Diagramm einer Aorteninsuffizienz.

➤ **PW-(pulsed-wave)-Doppler-Methode:**
– Die PW-Methode ermöglicht eine überlagerungsfreie Darstellung von Dopplersignalen in einem wählbaren Tiefenbereich (sample volume) mittels gepulster Analyse des Doppler-Shifts. Eine Richtungsdiskriminierung ist bei niederfrequenten Signalen ebenfalls möglich.
– Einzelne (repetitiv gepulste) Ultraschallwellen werden unter Beachtung der Rücklaufzeit, in der keine zweite Ultraschallwelle ausgesendet werden kann, hinsichtlich des Doppler-Shifts analysiert. Liegt die Frequenz des Doppler-Shifts über der Frequenz der Pulsrepetition, so wird der Doppler-Shift nicht

mehr korrekt dargestellt. Shifts oberhalb der Pulsrepetitionsrate werden an einem anderen Ort des Abbildungssystems dargestellt. Diese fehlerhafte Darstellung wird als *Nyquist-Effekt* (Abb. 9 c) bezeichnet und betrifft alle gepulsten Abbildungssysteme. Bekannt ist dieser Effekt aus Westernfilmen, wenn anfahrende Kutschen gefilmt werden.

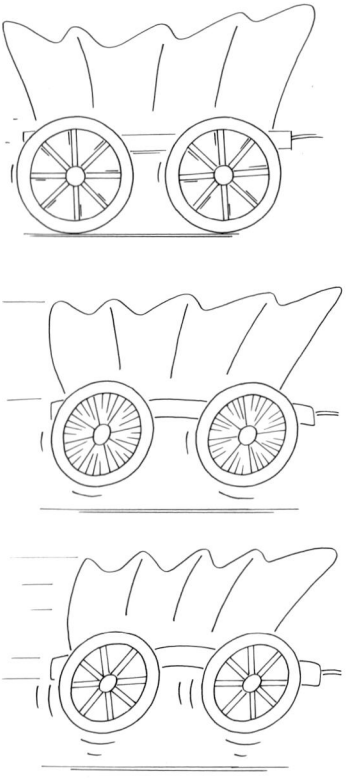

a

b

c

Abb. 9 Kutsche fährt an, Speichen drehen sich in Fahrtrichtung (a). Kutsche fährt schneller, Speichen scheinen sich zunächst vorwärts, dann rückwärts zu drehen (b). Kutsche fährt noch schneller, die Speichen scheinen stillzustehen (c). Aufgrund der gepulsten Aufnahmetechnik wird diese Geschwindigkeit falsch abgebildet (Nyquist-Effekt). Die Nyquist-Grenze entspricht derjenigen Geschwindigkeit, die noch korrekt dargestellt wird.

– *Nyquist-Effekt:*
   a) Führt beim PW-Verfahren zur Begrenzung der maximalen korrekt meßbaren Frequenz.
   b) Bedingt eine fehlerhafte Darstellung von Geschwindigkeiten und Flußrichtung oberhalb der Nyquist-Grenze.
   c) Ist abhängig von der Sendefrequenz des Ultraschallkopfes und der gewählten Tiefe des Meßpunktes.
   d) Durch Verschieben der Nullinie können Geschwindigkeiten wenig unterhalb der Nyquist-Grenze korrekt dargestellt werden.

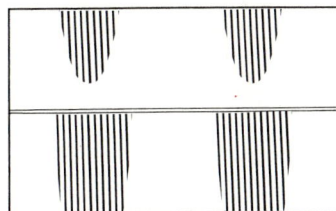

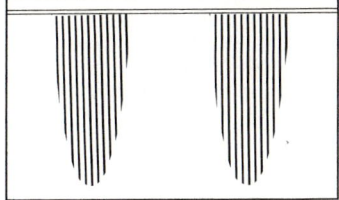

Abb. 10 PW-Darstellung eines Doppler-Shifts oberhalb der Pulsrepetition mit mittelständiger Nullinie.

Abb. 11 PW-Doppler-Diagramm mit korrigierter Nullinie.

➤ **High Pulse Repetition Frequency (HPRF-Doppler):**
  – Die Erhöhung der Pulsrepetitionsrate ermöglicht das exakte Messen von höheren Geschwindigkeiten auch über der Nyquist-Grenze: Durch Einrichten eines zweiten PW-Meßtores auf halber Wegstrecke resultiert eine Verdoppelung der maximal meßbaren Frequenz.
  – Das abgebildete Frequenzzeitspektrum besteht aus der Dopplerinformation beider Meßtore.
  – Das folgende Beispiel zeigt eine Messung in der linksventrikulären Ausstrombahn mittels HPRF-Doppler (Abb. 12) mit dem zugehörigen Doppler-Diagramm (Abb. 13).

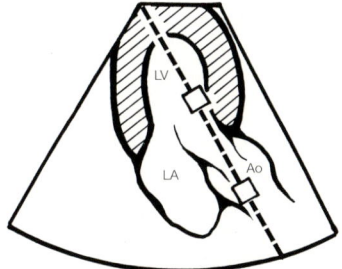

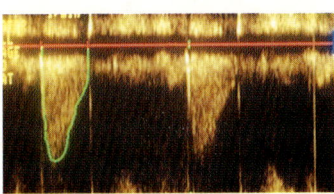

Abb. 12 HPRF-Doppler-Meßtore in der linksventrikulären Ausstrombahn.

Abb. 13 HPRF-Doppler-Diagramm des linksventrikulären Ausstroms.

➤ **Farb-Doppler-Methode (FKDS = Farbkodierte Dopplersonographie):**
  – Analyse der Doppler-Shifts in einem definierten Sektor des B-Bildes.
  – Entspricht einer flächenhaften PW-Analyse, die Doppler-Shifts werden farblich kodiert.
  – Fluß auf den Schallkopf zu wird rot kodiert (Abb. 14, transmitraler Einstrom).

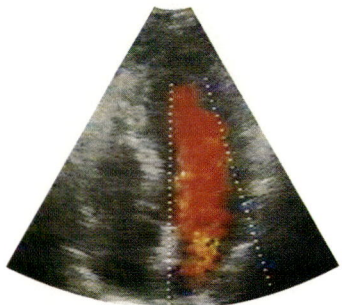

Abb. 14   Fluß auf den Schallkopf zu: rote Kodierung.   Abb. 15   Fluß vom Schallkopf weg: blaue Kodierung.

  – Fluß vom Schallkopf weg wird blau kodiert (Abb. 15, systolischer Fluß über der linksventrikulären Ausstrombahn).
  – Höhere Geschwindigkeiten (oberhalb der Nyquist-Grenze) werden durch weiße oder gelbliche Farbtöne angezeigt und als *Aliasing* bezeichnet (Abb. 16 und 17, Beispiel einer Mitralinsuffizienz).

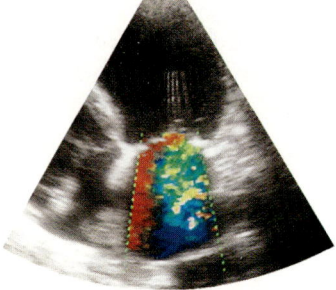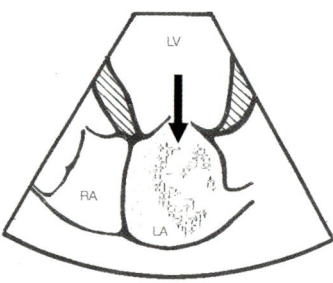

Abb. 16 und 17   Farbdoppler: Überschreiten der Nyquist-Grenze (gelbe Farbtöne = Aliasing) durch hohe Flußgeschwindigkeit einer Mitralinsuffizienz.

➤ **Color-M-Mode:**
  – Kombinierte M-Mode-Darstellung und Doppler-Shift-Analyse.
  – Entlang eines eindimensionalen Ultraschallstrahls erhält man den zeitlichen
    Verlauf (x-Achse) der anatomischen Strukturen und die zugehörigen, inner-
    halb dieses eindimensionalen Ultraschallstrahls auftretenden Doppler-
    Shifts.
  – *Vorteile:*
    a) Genauere zeitliche Zuordnung der Doppler-Shifts zum Herzzyklus.
    b) Bessere räumliche Zuordnung von Doppler-Shifts oberhalb der Nyquist-
       Grenze.
  – Color-M-Mode über einer normalen Mitralklappe (Abb. 18 und 19).

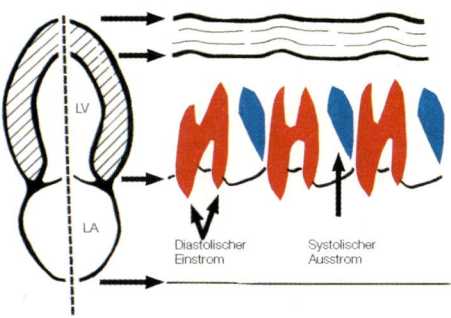

Abb. 18 Schematische Darstellung eines Color-M-Modes über einer normalen
Mitralklappe.

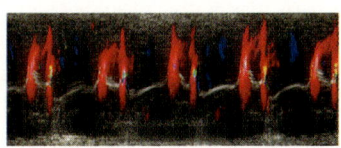

Abb. 19   Color-M-Mode eines regelrechten mitralen Einstroms.

Geräteeinstellung

➤ **Depth:** Abbildungstiefe, gemessen in cm.

➤ **Gain:** Verstärkung, Einstellung der Amplitude des Signals.

➤ **TGC:** Time gain compensation = Tiefenausgleichsregelung: Es werden schallkopfferne, intensitätsschwache Signale in der Bilddarstellung verstärkt, so daß man eine vergleichbare Echodichte von identischen Strukturen in verschiedenen Abbildungstiefen erhält.

➤ **Reject treshold:** Hintergrundrauschen, Einstellung eines benötigten Grund- oder Mindestrauschpegels, um intensitätsschwache Signale noch sichtbar zu machen.

➤ **Compression:** Amplitudenskalierung, Verschiebung der Grauzonenbereiche in verschiedenen „Fenstern". Niedrigamplitudige Signale werden dadurch bei der Bilddarstellung durch Erweiterung des Grauzonenspektrums besser differenziert, hochamplitudige Signale werden komprimiert.

➤ **Wall filter:** Wandbewegungsfilter, intensitätsstarke Wandbewegungen werden herausgefiltert, ortsnahe schwächere, jedoch interessierende Signale werden herausgehoben.

Einführung

➤ **Vorbereitung:**
  – Simultane EKG-Registrierung.
  – Der Patient wird mit um 30° angehobenem Oberkörper gelagert.
  – Der linke Arm soll hinter dem Kopf verschränkt werden, um eine Verbreiterung der Interkostalräume zu erzielen.
  – Die parasternalen Achsen: werden in Linksseitenlage, die apikalen und subxiphoidalen Achsen in schräger Linksseitenlage (rechte Körperhälfte um ca. 30° angehoben) abgeleitet.
  – Die suprasternale Ableitung erfolgt bei erhöhtem Oberkörper bzw. in sitzender Position bei maximal rekliniertem Kopf.
➤ **Topographische Anatomie des Herzens:** In der Frontalebene (Abb. 20) und in der Sagittalebene (Abb. 21).

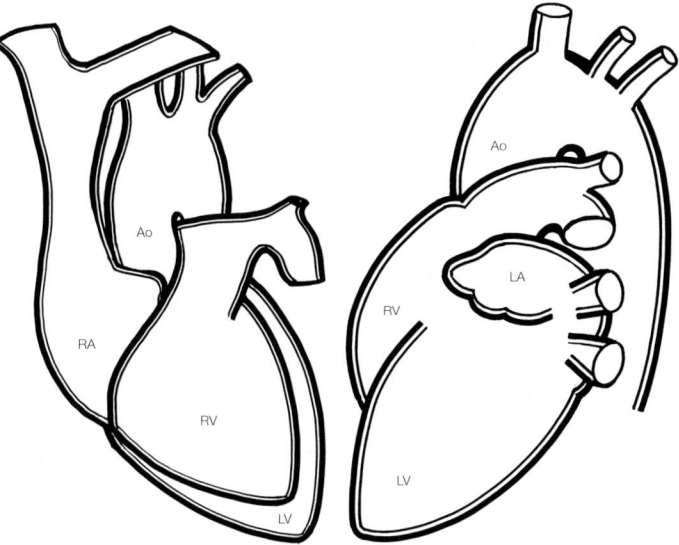

Abb. 20 Topographie des Herzens in der Frontalebene.

Abb. 21 Topographie des Herzens in der Sagittalebene.

Ao = Aorta
RA = Rechter Vorhof
RV = Rechter Ventrikel
LV = Linker Ventrikel
LA = Linker Vorhof

Die echokardiographische Standarduntersuchung

➤ Die charakteristische Form des linken Ventrikels und der linksventrikulären Ausstrombahn dient zunächst als echokardiographische Orientierung. Darstellung des linken Herzens in der Frontalebene (Abb. 22).

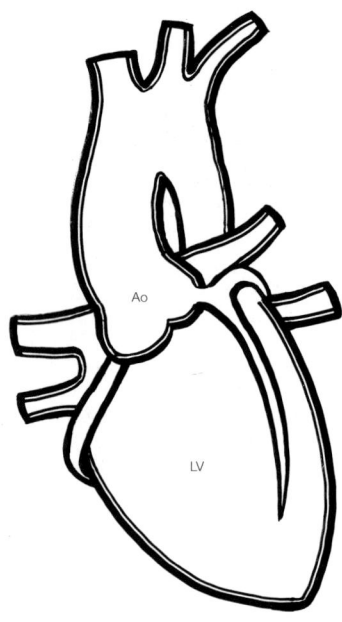

Abb. 22 Topographie des linken Herzens in der Frontalebene.

Parasternale lange Achse: B-Mode

➤ **Durchführung:**
  – Aufsetzen des Schallkopfes im 3. Interkostalraum links parasternal.
  – Die Schallebene verläuft in einer Verbindungslinie von der rechten Schulter zur linken Hüfte (Abb. 23 und 24).

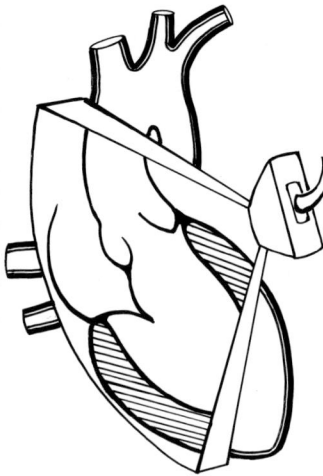

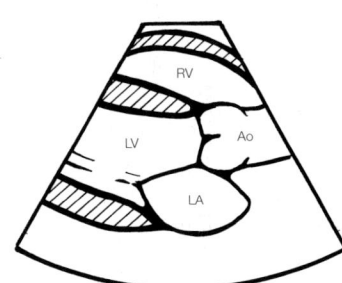

Abb. 23   Schallkopfposition der parasternalen langen Achse.

Abb. 24   Schnittbild in der parasternalen langen Achse (RV = rechter Ventrikel, LV = linker Ventrikel, LA = linker Vorhof, Ao = Aorta ascendens).

➤ **Echoanatomie der parasternalen Achse:**

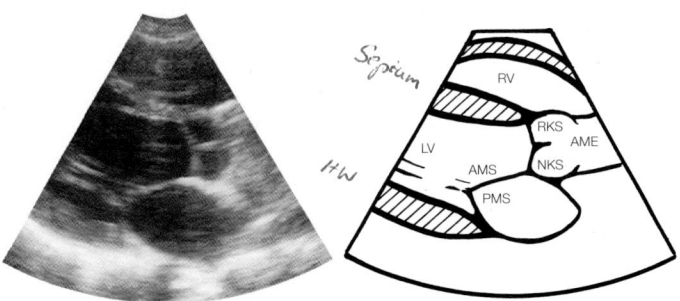

Abb. 25   Parasternale lange Achse.

Abb. 26   RV = Rechter Ventrikel, LV = linker Ventrikel, AMS = anteriores Mitralsegel, PMS = posteriores Mitralsegel, AME = Aortenklappenmittelecho, RKS = rechtskoronare Aortenklappe, NKS = nichtkoronare Aortenklappe.

Die echokardiographische Standarduntersuchung

➤ **Optimierung des B-Bildes:**
 – *Aortenklappenmittelecho:* Das Aortenklappenmittelecho soll deutlich sichtbar sein.
 – *Septum:* Das Septum soll waagrecht zur Darstellung kommen.
 – *Perikard:* Mit der Tiefeneinstellung sollte das Perikard am unteren Bildrand eingestellt werden.
➤ **Beachte:**
 – Morphologische Klappenveränderungen (zart/verdickt/sklerosiert/Vegetationen).
 – Prolaps der Mitralklappensegel.
 – Intrakavitäre Raumforderungen (Myxome/Thromben).
 – Hypertrophie der linksventrikulären Muskulatur.
 – Morphologie der Aorta ascendens (Doppelkontur bei Dissektion/Erweiterung).

Parasternale lange Achse: M-Mode

➤ **In Höhe der Aortenklappe:** Plazierung des M-Mode-Strahls durch das Aortenklappenmittelecho, Ableitung des parallelogrammartigen Bewegungsmusters der Aortenklappenseparation (Abb. 27).

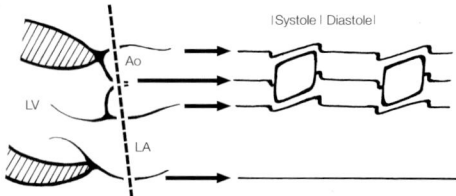

Abb. 27 M-Mode durch Aortenklappe und linken Vorhof in der parasternalen langen Achse.

➤ **M-Mode in Aortenklappenhöhe** (Abb. 28): Darstellung der Öffnungsbewegung der rechtskoronaren und nichtkoronaren Aortenklappe, der Aortenwurzel sowie des linken Vorhofs.
➤ **M-Mode-Messungen:**
 – Bestimmung des enddiastolischen Aortenwurzeldurchmessers (Abb. 29).

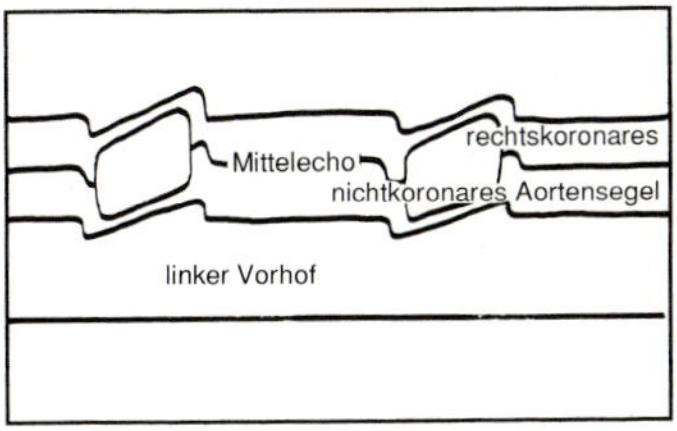

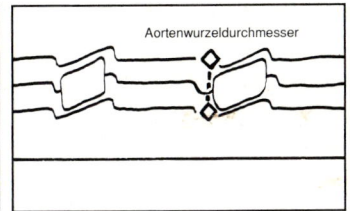

Abb. 28   M-Mode in Aortenklappenhöhe.

Abb. 29   Messung des enddiastolischen Aortenwurzeldurchmessers.

– Ausmessen der Aortenklappenseparation (Abb. 30; Differentialdiagnose
  S. 44).
– Ausmessen des maximalen (endsystolischen) Durchmessers des linken Vor-
  hofs (Abb. 31; Differentialdiagnose S. 44).

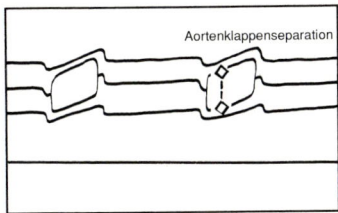
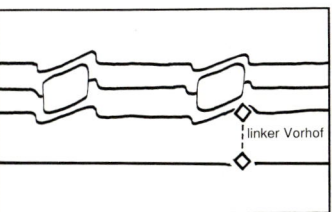

Abb. 30   Messung der Aortenklappenseparation.

Abb. 31   Messung des linken Vorhofs
(endsystolisch).

➤ **Normwerte:**
  – *Aortenwurzeldurchmesser:* 20 – 38 mm.
  – *Durchmesser linker Vorhof:* 20 – 40 mm.
  – *Aortenklappenseparation:* 15 – 26 mm.
➤ **Pathologische Veränderungen im aortalen M-Mode:**
  – *Reduzierte Klappenöffnung* bei erniedrigtem Herzzeitvolumen (Abb. 32) und
    Aortenstenose (Abb. 33).

Die echokardiographische Standarduntersuchung

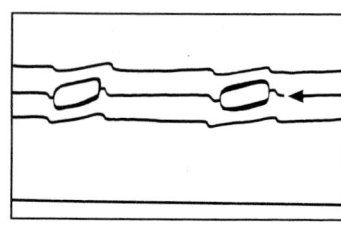 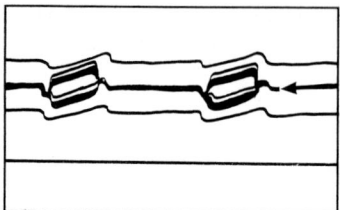

Abb. 32   Reduzierte Aortenklappenseparation bei niedrigem Herzzeitvolumen.

Abb. 33   Reduzierte Klappenseparation
bei valvulärer Aortenstenose.

- *Mesosystolische Schließungsbewegung* der Aortenklappe (z. B. bei hypertropher obstruktiver Kardiomyopathie, Abb. 34).
- *Exzentrisches Mittelecho* bei bikuspidaler Klappe (Abb. 35; Exzentrizitätsindex S. 95).

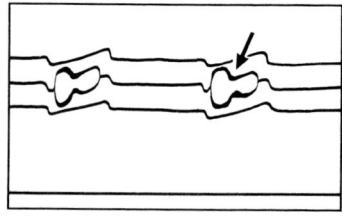 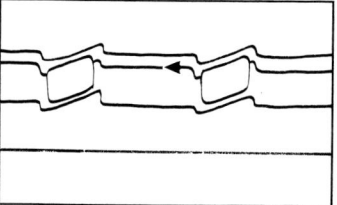

Abb. 34   Mesosystolische Schließungsbewegung der Aortenklappe
bei HOCM.

Abb. 35   Exzentrisches Mittelecho bei
bikuspidaler Aortenklappe.

- *Vergrößerter Aortenwurzeldurchmesser:* Der Aortenwurzeldurchmesser ist bei Aortenvitien, arteriosklerotischer Dilatation der Aorta ascendens sowie Sinus-Valsalvae-Aneurysma vergrößert.
- *Verminderte Aortenklappenseparation:*
  • Die Aortenklappenseparation ist bei Aortenstenose sowie bei eingeschränkter linksventrikulärer Funktion mit Erniedrigung des Herzzeitvolumens vermindert.
  • Die im M-Mode bestimmte Aortenklappenseparation korreliert bei Aortenstenose nicht hinreichend genau mit dem Stenosegrad.
- *Vergrößerter linker Vorhof:*
  • Der linke Vorhof ist bei Druck- und Volumenerhöhung vergrößert; ursächlich sind in erster Linie eine eingeschränkte linksventrikuläre Funktion sowie Mitralvitien.
  • Ein vergrößerter linker Vorhof sollte in 2 Ebenen auf Thromben untersucht werden, bei guter Sicht sind Teile des linken Herzohres darstellbar.
- Systolisches Flattern der Aortensegel ist nicht pathologisch.

➤ **M-Mode in Mitralklappenhöhe** (Abb. 36): Plazierung des M-Mode-Strahls durch die Mitralsegelspitzen, Ableitung des M-förmigen Bewegungsmusters des vorderen Mitralklappensegels:

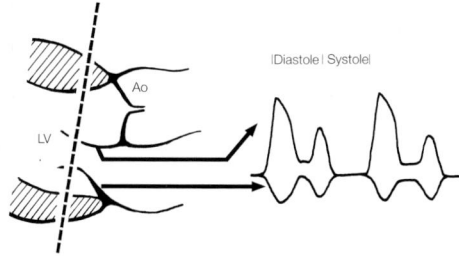

Abb. 36 M-Mode durch die Mitralklappe in der parasternalen langen Achse.

– Darstellung des rechten Ventrikels, des interventrikulären Septums, des vorderen und hinteren Mitralsegels sowie Anteile der Hinterwand bzw. des Perikards (Abb. 37 und 38).

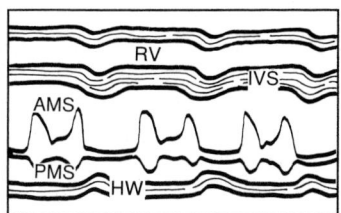

Abb. 37 RV = rechter Ventrikel, IVS = Interventrikularseptum, AMS = anteriores Mitralsegel, PMS = posteriores Mitralsegel, HW = Hinterwand.

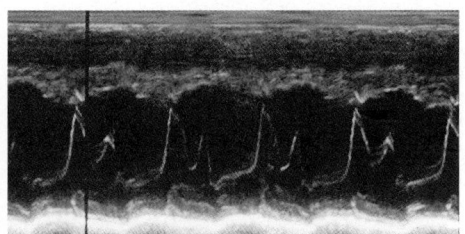

Abb. 38 M-Mode in Mitralklappenhöhe.

– *Anteriores Mitralsegel (AMS):*
  - Das anteriore Mitralsegel (AMS) macht im M-Mode eine M-förmige Bewegung, das posteriore Mitralsegel eine spiegelbildliche, W-förmige Bewegung.
  - Die Umkehrpunkte der M-förmigen Bewegung des anterioren Mitralsegels werden mit Buchstaben gekennzeichnet (Abb. 39).
– *E-Punkt:* Das Maximum der frühdiastolischen Öffnungsbewegung wird als E-Punkt (E wie early) bezeichnet.
– *A-Punkt:* Die Öffnungsbewegung wird aufgrund der Vorhofkontraktion als (A wie atrial) bezeichnet.
– *CD-Strecke:* Die systolische Zeit (geschlossene Mitralklappe) wird als CD-Strecke gekennzeichnet.

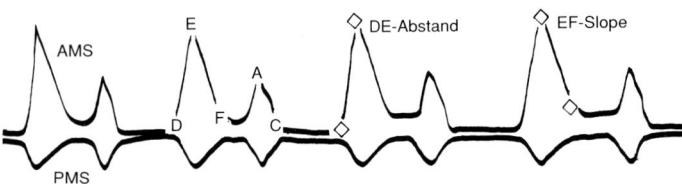

Abb. 39   Schematisches M-Mode in Mitralklappenhöhe: AMS = anteriores Mitralsegel, PMS = posteriores Mitralsegel; Kennzeichnung der Umkehrpunkte der Bewegung des vorderen Mitralklappensegels mittels Buchstaben.

➤ **Folgende Meßwerte werden bestimmt:**
  – *DE-Strecke [mm]* (Abb. 40): Normwert 18 – 35, Werte außerhalb des Normbereichs sind nicht sicher pathologisch (Differentialdiagnose S. 44).
  – *EF-Slope [mm/s]* (Abb. 41): Rückstellgeschwindigkeit des anterioren Mitralsegels nach dem frühdiastolischen Einstrom. Normwert 70 – 170 mm/s (Differentialdiagnose S. 45).

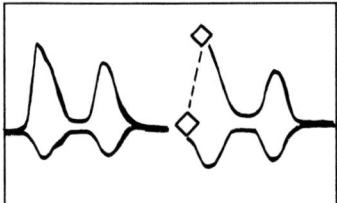 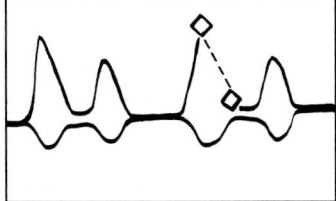

Abb. 40   Bestimmung der DE-Strecke.   Abb. 41   Bestimmung des EF-Slope.

Grundlagen

– *ES-Abstand [mm]* (Abb. 42): Abstand des E-Punktes vom Septum (Differentialdiagnose S. 45). Beispiel des vergrößerten ES-Abstands bei einer dilatativen Kardiomyopathie (Abb. 43).

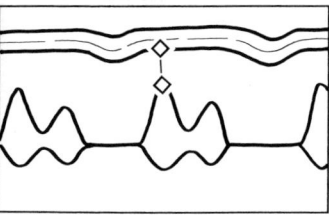 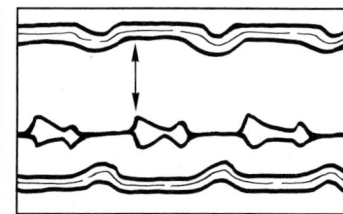

Abb. 42   Normalbefund ES-Abstand.   Abb. 43   Vergrößerter ES-Abstand bei dilatativer Kardiomyopathie.

➤ **Pathologische Veränderungen im mitralen M-Mode:**
  – *DE-Amplitude:*
    • Die DE-Amplitude ist verkleinert bei Mitralstenose und bei eingeschränkter linksventrikulärer Funktion (Abb. 44; Differentialdiagnose S. 44).
    • Die DE-Amplitude vergrößert sich bei erhöhtem frühdiastolischem transmitralem Fluß (z. B. Mitralinsuffizienz, Abb. 45; Differentialdiagnose S. 44).

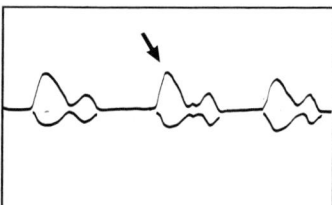 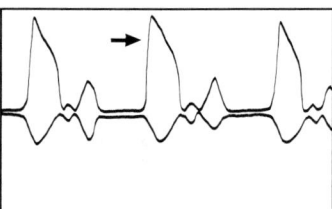

Abb. 44   Kleine DE-Amplitude bei eingeschränkter linksventrikulärer Funktion.   Abb. 45   Hohe DE-Amplitude bei Mitralinsuffizienz.

  – *EF-Slope:* Der EF-Slope ist typischerweise bei Mitralstenose und bei allen Formen der linksventrikulären Dehnbarkeitsstörung (hypertensive Herzerkrankung, Kardiomyopathien) und linksatrialen Tumoren vermindert (Abb. 46; Differentialdiagnose S. 45).
  – *CD-Strecke:*
    • SAM (systolic anterior movement): Die CD-Strecke kann eine anteriore Bewegung aufweisen, z. B. bei hypertropher obstruktiver Kardiomyopathie und bei hypertensiver Herzerkrankung (Abb. 47).

Die echokardiographische Standarduntersuchung

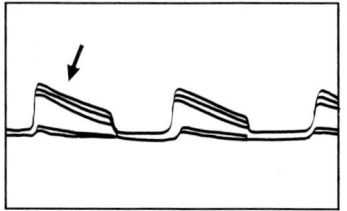

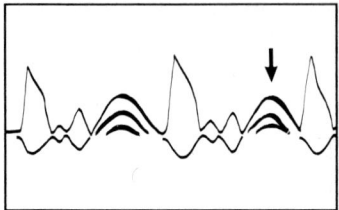

Abb. 46   Kleine DE-Amplitude, verminderter EF-Slope bei Mitralstenose.

Abb. 47   Systolic anterior movement (SAM) bei hypertropher obstruktiver Kardiomyopathie.

- Die CD-Strecke ist beim Mitralklappenprolaps nach dorsal verlagert (Abb. 48, bezüglich weiterer Kriterien des Mitralklappenprolaps siehe S. 117).
- Auf zusätzliche „A-Wellen" bei absoluter Arrhythmie oder AV-Dissoziation ist zu achten (Abb. 49).

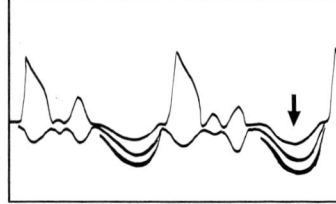

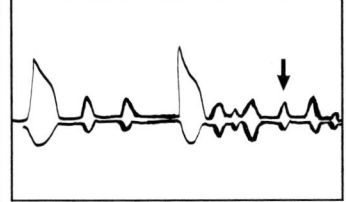

Abb. 48   Dorsalbewegung der Mitralklappen bei Mitralklappenprolaps.

Abb. 49   Zusätzliche A-Wellen bei absoluter Arrhythmie.

- Bei *Aorteninsuffizienz* kann der Regurgitationsjet ein hochfrequentes Flattern der Mitralsegel hervorrufen (Abb. 50).

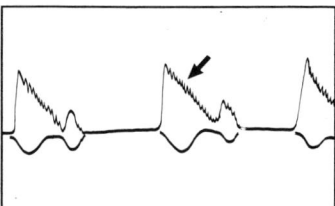

Abb. 50   Hochfrequentes Flattern des vorderen Mitralsegels bei Aorteninsuffizienz.

- Bei *prolabierendem Vorhofmyxom* stellen sich diffuse Echos zwischen vorderem und hinterem Mitralsegel dar (Abb. 51).
- *Mitralklappenendokarditis* führt zu phasenweise darstellbaren „weichen" Echos auf dem betroffenen Segel (Abb. 52).

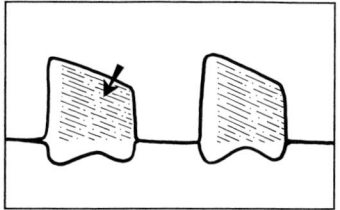

Abb. 51 Prolabierendes Vorhofmyxom.

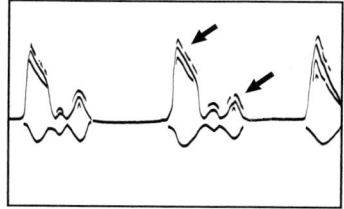

Abb. 52 Diastolisch darstellbare
„weiche" Echos bei Mitralklappenendokarditis.

Messung des rechten Ventrikels

➤ Messung in geringer Linksseitenlage und Exspiration (in extremer Linksseitenlage vergrößert sich der Diameter um einige Millimeter).
➤ Das Endokard der rechtsventrikulären Vorderwand und des interventrikulären Septums müssen klar abgrenzbar sein.
➤ Normwert < 20 mm, Vergrößerung bei > 30 mm (Abb. 53 und 54).
➤ Aufgrund der hohen Variabilität der Lage, der meist schrägen Anlotung und der V-förmigen anatomischen Struktur des rechten Ventrikels besteht für die M-Mode-Messung nur beschränkte Aussagekraft.

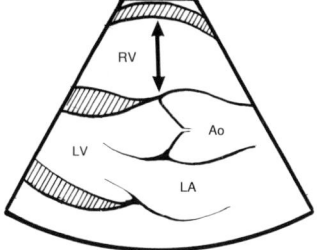

Abb. 53 Vergrößerter rechter Ventrikel in der parasternalen langen Achse.

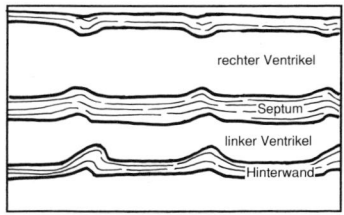

Abb. 54 M-Mode des rechten Ventrikels.

Die echokardiographische Standarduntersuchung

Parasternale kurze Achse in Höhe der Aortenklappe ──────

➤ **Durchführung:**
  - Drehung des Schallkopfes aus der Ersteinstellung um 90° im Uhrzeigersinn (Abb. 55).

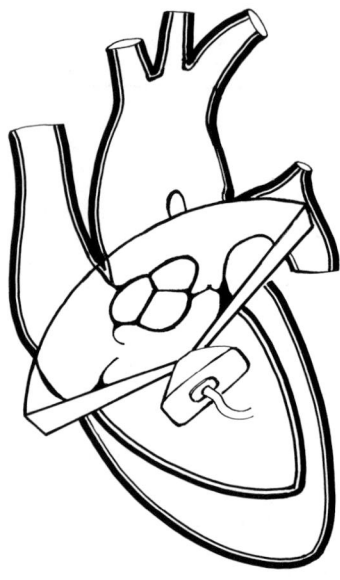

Abb. 55 Schallkopfposition der parasternalen kurzen Achse.

  - Die Schallachse verläuft von der linken Schulter zur rechten Hüfte.
  - Zunächst Darstellung der Aortenklappe (umgekehrter „Mercedesstern") in der Bildmitte, schallkopfnah der rechte Ventrikel, schallkopffern der linke Vorhof (Abb. 56 und 57).

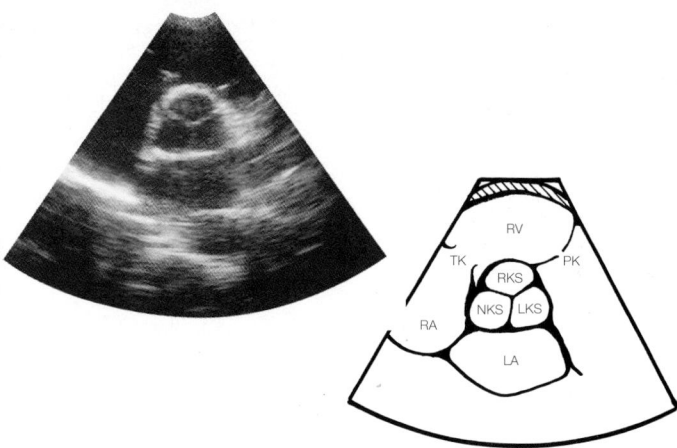

Abb. 56 und 57   Parasternale kurze Achse in Höhe der Aortenklappe. RV = rechter Ventrikel, RA = rechter Vorhof, LA = linker Vorhof, TK = Trikuspidalklappe, PK = Pulmonalklappe, RKS = rechtskoronare Aortenklappe, NKS = nichtkoronare Aortenklappe, LKS = linkskoronares Segel.

➤ **Pathologische Veränderungen in der kurzen Achse in Höhe der Aortenklappe:**
- *Bikuspidale Aortenklappe* (Abb. 58 und 59): Klappenanomalie, bei der die Aortenklappe nicht aus drei, sondern aus zwei Taschenklappen besteht; zum Exzentrizitätsindex s. S. 95.
- In dieser Ebene kommen links lateral die Trikuspidalklappe und rechts lateral die Pulmonalklappe zur Darstellung. Sie sind auf morphologische Veränderungen zu untersuchen.

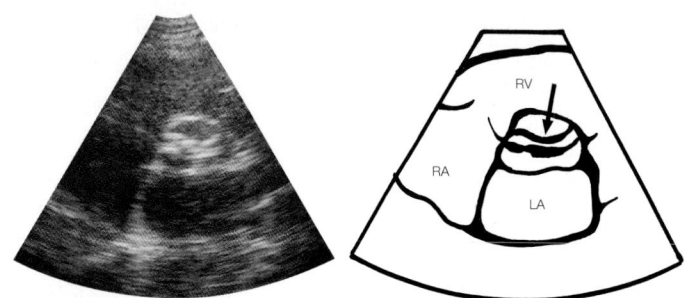

Abb. 58 und 59   Bikuspidale Aortenklappe.

– Bei *Aortenklappenstenose* kann bei guten Schallbedingungen transthorakal eine Planimetrie der Aortenklappenöffnungsfläche durchgeführt werden (Abb. 60 und 61).

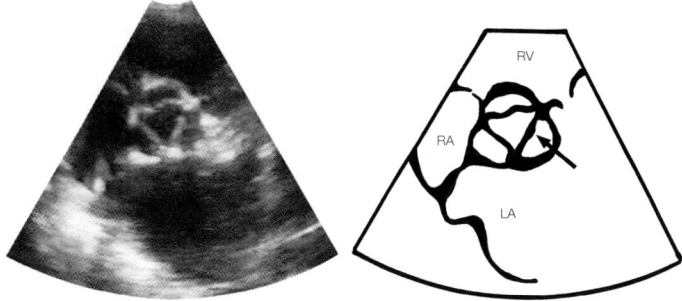

Abb. 60 und 61   Planimetrie der Aortenklappenöffnungsfläche bei verkalkter Aortenklappe.

Parasternale kurze Achse in Höhe der Mitralklappe ——————

➤ **Durchführung:**
  – Schallkopf geringfügig nach kaudal kippen (Abb. 62).

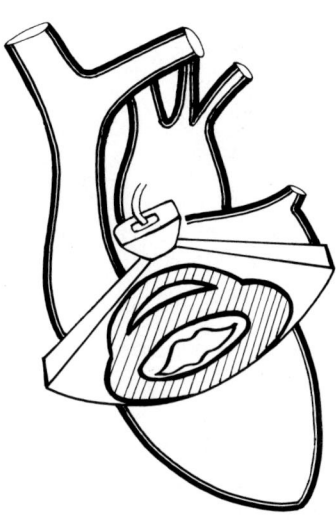

Abb. 62   Schallkopfposition parasternale kurze Achse in Höhe der Mitralklappe.

  – Kreisrunde Darstellung des Querschnitts des linken Ventrikels sowie Darstel-
    lung der Mitralklappe („Fischmaul", Abb. 63 und 64).

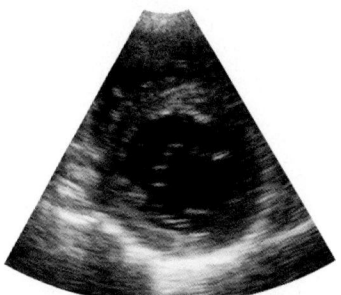
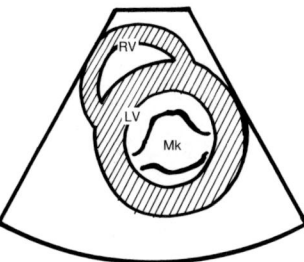

Abb. 63 und 64   Parasternale kurze Achsen in Höhe der Mitralklappe.

Die echokardiographische Standarduntersuchung

– Bei *Mitralstenose* wird in dieser Einstellung die Mitralklappenöffnung im rechten Winkel angelotet. Eine planimetrische Bestimmung der diastolischen Öffnungsfläche im Bereich der geringsten Mitralklappenseparation ist möglich (Abb. 65 und 66).

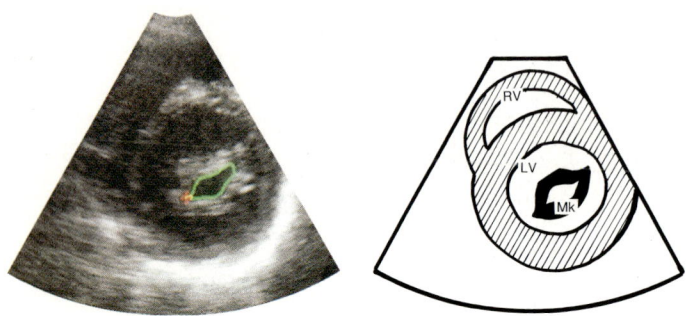

Abb. 65 und 66   Planimetrie der Mitralklappenöffnungsfläche bei Mitralstenose in der parasternalen kurzen Achse.

Parasternale kurze Achse in Höhe der Papillarsehnen _____

➤ **Durchführung**: Beibehaltung der vorbeschriebenen Position, weiteres Verkippen des Schallkopfes nach kaudal (Abb. 67).

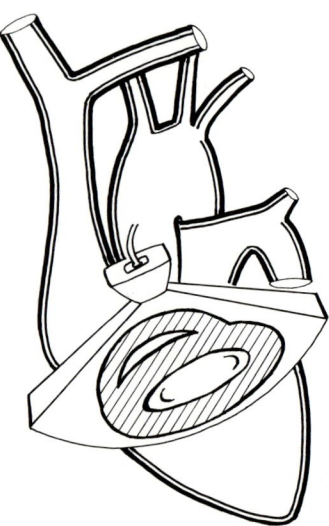

Abb. 67   Schallkopfposition parasternale kurze Achse in Höhe der Papillarsehnen.

► **B-Bild in Höhe der Papillarsehnen** (Abb. 68 und 69):
– Überprüfung der regionalen Kontraktilität.
– M-Mode-Messungen des linken Ventrikels sollten in dieser Ebene erfolgen. Eine kreisrunde Darstellung des linken Ventrikels ist anzustreben.

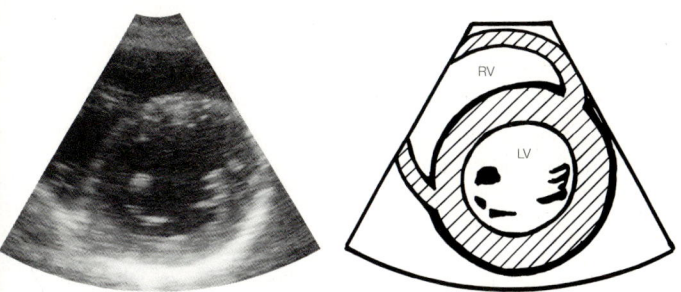

Abb. 68 und 69   Parasternale kurze Achse in Höhe der Papillarsehnen.

► **M-Mode in Höhe der Papillarsehnen** (Abb. 70 und 71):
– EGK-getriggertes Ausmessen der systolischen Dicke (IVSS = interventrikuläres Septum systolisch) und der enddiastolischen Dicke (IVSD = interventrikuläres Septum diastolisch) des Ventrikelseptums.
– Ausmessen der linksventrikulären Hinterwand systolisch (LVPWS = linksventrikuläre posteriore Wand systolisch) und diastolisch (LVPWD = linksventrikuläre posteriore Wand diastolisch).
– Ausmessen des linksventrikulären systolischen Durchmessers (LVDS = linksventrikulärer Diameter systolisch) und des linksventrikulären diastolischen Durchmessers (LVDD = linksventrikulärer Diameter diastolisch).
– Differentialdiagnose der o. g. Meßwerte S. 45.

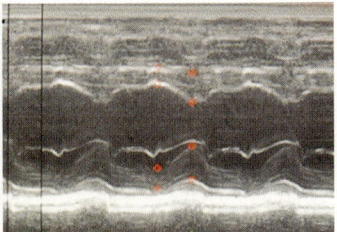 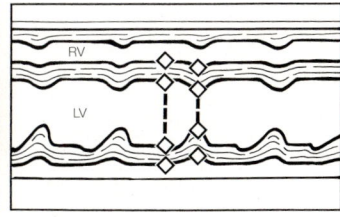

Abb. 70   M-Mode in Höhe der Papillarsehnen.

Abb. 71   Messung der systolischen und diastolischen linksventrikulären Diameter und Myokarddicken.

Die echokardiographische Standarduntersuchung

➤ **Normwerte** (Tab. 1).

Tabelle 1 Normwerte

	diastolisch	systolisch
Ventrikelseptum	6 – 11 mm	variabel
linker Ventrikel	33 – 56 mm	26 – 42 mm
Hinterwand LV	6 – 11 mm	variabel

➤ **Berechnung der Verkürzungsfraktion (fractional shortening, FS):**
  – Orientierender Parameter zur Einschätzung der linksventrikulären systolischen Funktion.
  – *Durchführung:* Bestimmung der endsystolischen und enddiastolischen Diameter des linken Ventrikels in der parasternalen kurzen Achse in Höhe der Papillarsehnen.
  – *Berechnung:*

$$FS = \frac{LVDD - LVDS}{LVDD} \cdot 100 \quad [\%] \qquad \text{(Gl. 4)}$$

  – *Normalwert:* > 25 %.
  – Keine Anwendung bei regionalen Kontraktionsstörungen (siehe auch Hämodynamik, S. 58 ff.).
➤ **Pathologische Veränderungen im linksventrikulären M-Mode:**
  – *Rechtsventrikuläre Volumenbelastung:* Systolische Septumbewegung nach anterior (sogenannte paradoxe Septumbewegung, Abb. 72).
  – *Linksschenkelblock:* Kurzdauernde frühsystolische Dorsalbewegung des interventrikulären Septums, gefolgt von einer paradoxen Septumbewegung nach ventral (Abb. 73).

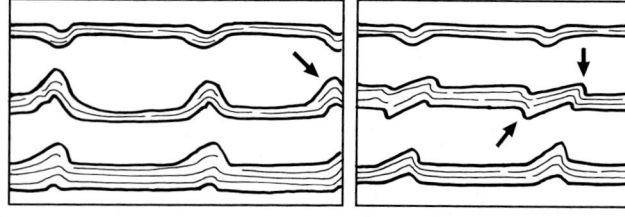

Abb. 72   M-Mode bei rechtsventrikulärer Volumenbelastung.

Abb. 73   M-Mode bei Linksschenkelblock.

  – *Septuminfarkt:* Dünnes Septum mit aufgehobener Kontraktilität (Abb. 74).
  – *Hinterwandinfarkt:* Dünne Hinterwand mit aufgehobener Kontraktilität (Abb. 75).

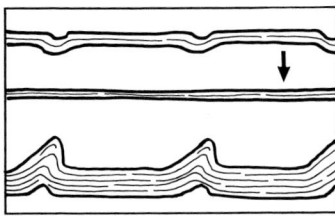 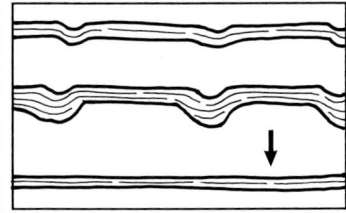

Abb. 74   M-Mode bei Septuminfarkt.   Abb. 75   Hinterwandinfarkt.

- *Geringfügiger Perikarderguß:* Systolisch-diastolisch nachweisbare Separation zwischen Hinterwand und Perikard (Abb. 76).
- *Ausgeprägter Perikarderguß:* Ausgeprägte schwingende Bewegungen der Ventrikelwände („swinging heart"). M-Mode-Messungen sind hier nicht sinnvoll (Abb. 77).

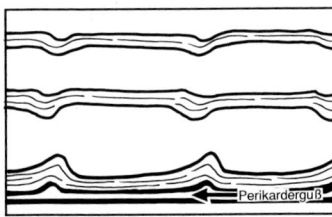 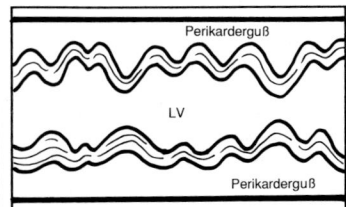

Abb. 76   Geringer Perikarderguß.   Abb. 77   Ausgeprägter Perikarderguß.

- *Perikardtamponade:* Dorsalbewegung der rechtsventrikulären Vorderwand in der Diastole (Abb. 78).
- *Pericarditis constrictiva:* Minimale Amplitude (< 2 mm) des dorsalen Epikards bei erhaltener Kontraktilität der Hinterwand (Abb. 79, bezüglich der weiteren echokardiographischen Kriterien siehe S. 162).

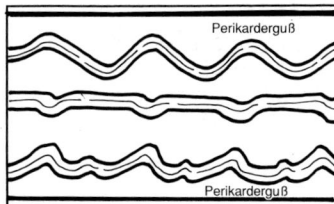 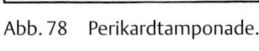 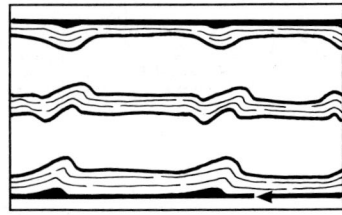

Abb. 78   Perikardtamponade.   Abb. 79   M-Mode bei konstriktiver Perikarditis.

– *Dilatative Kardiomyopathie:* Auffallend dünne linksventrikuläre Wände, erheblich eingeschränkte Kontraktionsamplitude und vergrößerte linksventrikuläre Durchmesser (Abb. 80).

– *Hypertrophe obstruktive Kardiomyopathie:* Breites interventrikuläres Septum mit reduzierter Kontraktionsamplitude (Abb. 81).

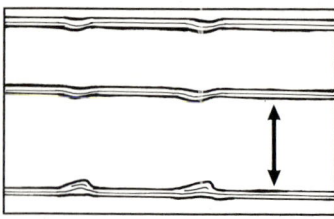 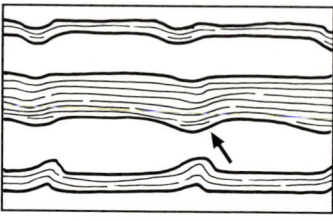

Abb. 80   Dilatative Kardiomyopathie.   Abb. 81   Hypertrophe obstruktive Kardiomyopathie.

➤ **Farbdoppler in der parasternalen Achse:** Bei *Aorteninsuffizienz* (Abb. 82 und 83) und *Mitralinsuffizienz* (Abb. 84 und 85) kann in den parasternalen kurzen Achsen der Regurgitationsjet dargestellt werden. Für die routinemäßige Flußanalyse sind die apikalen Achsen aufgrund der Ableitungsgeometrie günstiger.

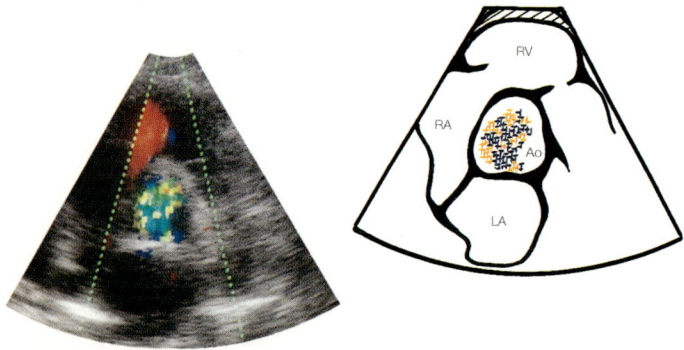

Abb. 82 und 83   Regurgitationsöffnung einer mittelschweren Aorteninsuffizienz in der parasternalen kurzen Achse.

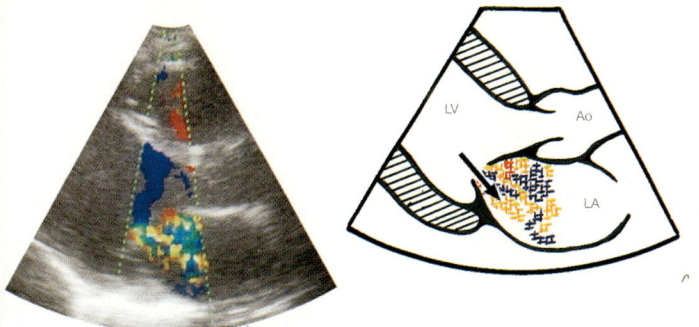

Abb. 84 und 85 Exzentrischer Jet einer Mitralinsuffizienz in der parasternalen langen Achse.

Die echokardiographische Standarduntersuchung

Apikaler 2-, 3-, 4-, 5-Kammerblick ⎯⎯⎯⎯⎯⎯⎯⎯⎯⎯⎯⎯

➤ **Durchführung:**
   – Tangentiales Aufsetzen des Schallkopfes im Bereich des Herzspitzenstoßes, etwa im 5. Interkostalraum in der Medioklavikular- bis vorderen Axillarlinie (Abb. 86).

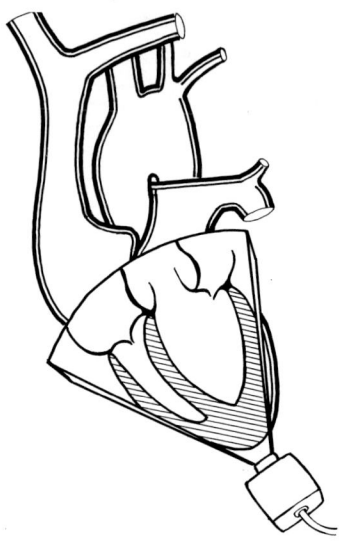

Abb. 86   Schallkopfposition der apikalen Achsen.

   – Zunächst sollte zur Orientierung der *4-Kammerblick* aufgesucht werden. Der linke Ventrikel kommt auf der rechten Bildhälfte, der rechte Ventrikel am linken Bildrand zur Darstellung. Im unteren Teil ist rechts der linke Vorhof und links der rechte Vorhof dargestellt (Abb. 87 und 88).

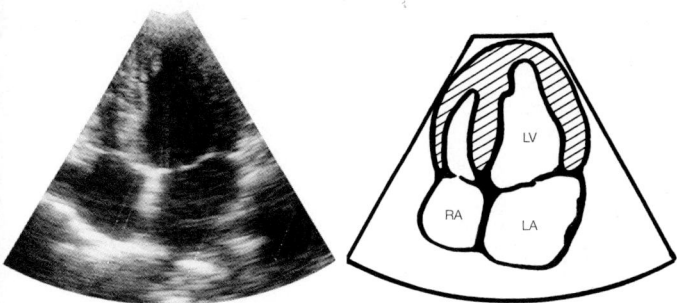

Abb. 87 und 88   4-Kammerblick in der apikalen Achse.

– Durch Drehung des Schallkopfes entgegen dem Uhrzeigersinn stellt man den *2-Kammerblick* ein (Abb. 89 und 90).

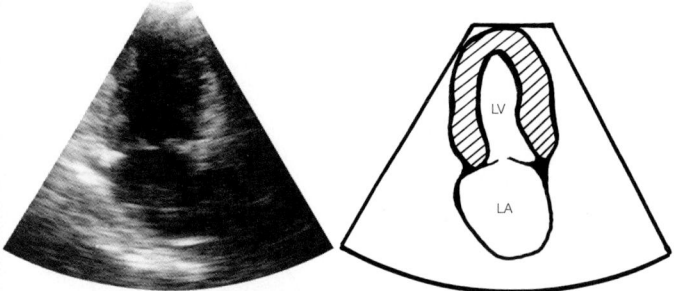

Abb. 89 und 90   2-Kammerblick in der apikalen Achse.

– Durch weitere Drehung entgegen dem Uhrzeigersinn kommt die „lange Achse apikal" oder auch *3-Kammerblick* zur Darstellung (Abb. 91 und 92). Prinzipiell entspricht diese Schnittebene der langen Achse parasternal, bietet aber den Vorteil, daß man die Ventrikelspitze besser darstellen kann.

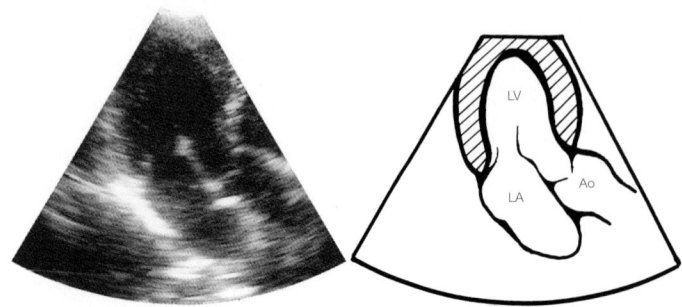

Abb. 91 und 92   3-Kammerblick in der apikalen Achse.

- Die genannten Achsen bieten (in jeweils 120°-Abschnitten) eine umfassende Darstellung der Ventrikelsegmente (zur Nomenklatur der Ventrikelsegmente siehe S. 42 f).
- Häufig wird auch noch der *5-Kammerblick* (die „5. Kammer" ist der Bulbus aortae) dargestellt (Abb. 93 und 94). Die Einstellung erfolgt durch Drehung des Schallkopfes im Uhrzeigersinn, ausgehend vom 4-Kammerblick. Der 5-Kammerblick stellt letztlich eine Ebene zwischen dem 4-Kammerblick und dem (seitenverkehrten) 3-Kammerblick dar.

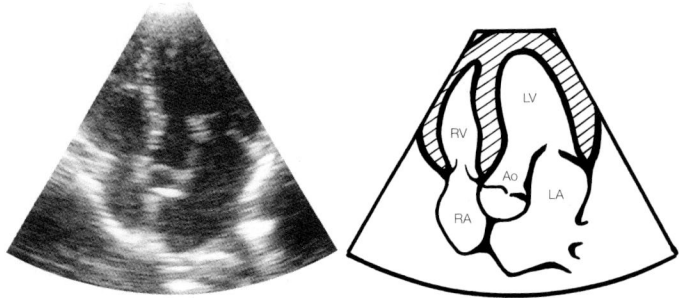

Abb. 93 und 94   5-Kammerblick in der apikalen Achse.

➤ **Beachte:**
- Gestauchte Abbildungen des linken Ventrikels sind zu vermeiden (Schallkopf zu hoch und/oder zu weit medial aufgesetzt).
- *Darstellbare pathologische Veränderungen:* Segmentale Kontraktionsstörungen, Klappenmorphologie, intrakavitäre Raumforderungen, Aneurysmen, Prolabieren von Klappensegeln.

➤ **PW-Doppler der apikalen Achsen:**
   - *Erfassung des transmitralen diastolischen Einstromprofils:* Das Meßvolumen des PW-Dopplers sollte in die Zone des höchsten transvalvulären Gradienten gelegt werden (Abb. 95, meist in Höhe der Mitralsegelspitzen).
     - E-Welle: Der initiale frühdiastolische Einstrom (aufgrund der linksventrikulären Relaxation) wird als E-Welle (E wie Early) bezeichnet.
     - A-Welle: Der spätdiastolische Einstrom (aufgrund der Vorhofkontraktion) wird als A-Welle (A wie Atrial) bezeichnet (Abb. 96).

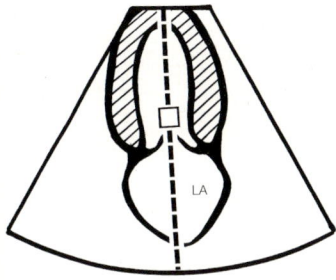 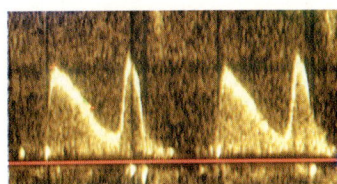

Abb. 95   Meßvolumen des PW-Dopplers in Höhe der Mitralklappensegel.

Abb. 96   Doppler-Diagramm des transmitralen Einstroms.

   - Fakultatives „Mapping" des linken Vorhofs mit dem PW-Doppler, um bei Mitralinsuffizienz den Hauptstrom des regurgitierten Blutes zu erfassen und über die lokale Ausdehnung das Ausmaß der Insuffizienz zu bestimmen (Abb. 97 und 98).

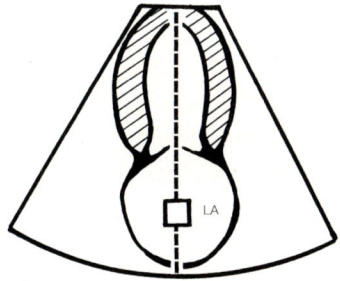 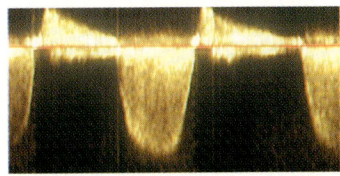

Abb. 97   „Mapping" mittels PW-Doppler im linken Vorhof.

Abb. 98   CW-Doppler-Diagramm einer Mitralinsuffizienz.

– „Mapping" des linken Ventrikels zur semiquantitativen Erfassung einer Aorteninsuffizienz (Abb. 99 und 100, zur Veranschaulichung typisches stufenförmiges CW-Doppler-Diagramm einer Aorteninsuffizienz).

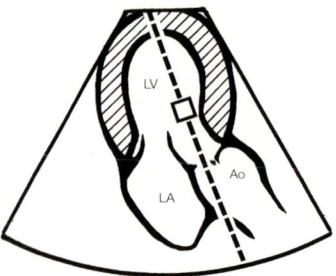 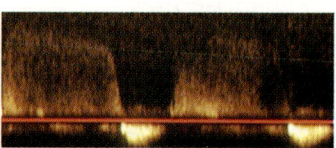

Abb. 99   Mapping mittels PW-Doppler bei Aorteninsuffizienz.

Abb. 100   CW-Doppler-Diagramm einer Aorteninsuffizienz.

➤ **CW-Doppler der apikalen Achsen:**
– Darstellung des transaortalen Flusses über der linksventrikulären Ausstrombahn, bei unauffälliger Klappe zur Berechnung des Herzzeitvolumens, bei Aortenstenose zur Ermittlung des Geschwindigkeitzeitintegrals (VTI) sowie der mittleren und maximalen Druckgradienten (Abb. 101 und 102).

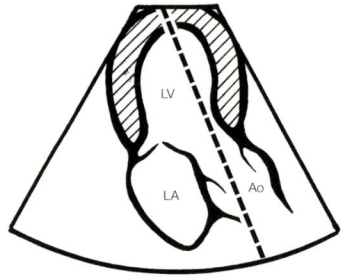 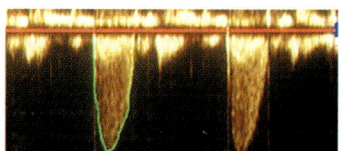

Abb. 101   CW-Messung in der linksventrikulären Ausstrombahn.

Abb. 102   Bestimmung des VTI über der Aortenklappe.

– CW-Messung im transmitralen Einstrom zur Quantifizierung einer Mitralstenose (Abb. 103 und 104).

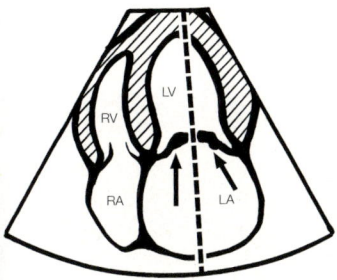

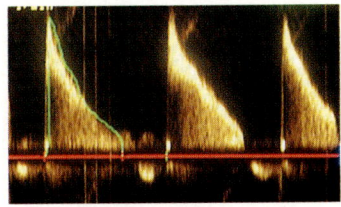

Abb. 103 CW-Doppler im transmitralen Einstrom bei Mitralstenose.

Abb. 104 CW-Doppler-Diagramm einer Mitralstenose.

– Die infundibuläre Region sollte nach einem Jet wie bei hypertropher obstruktiver Kardiomyopathie untersucht werden (Abb. 105 und 106).

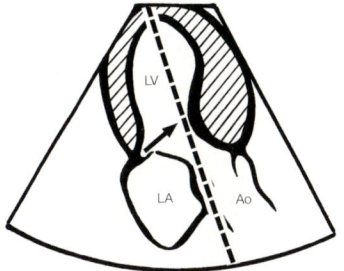

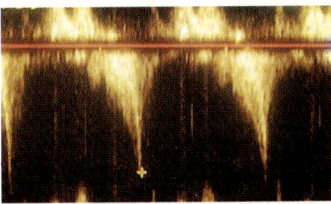

Abb. 105 Septumhypertrophie bei hypertropher obstruktiver Kardiomyopathie.

Abb. 106 Doppler-Diagramm einer hypertrophen obstruktiven Kardiomyopathie.

Die echokardiographische Standarduntersuchung

– Im 4-Kammerblick sollte der Maximalgradient einer Trikuspidalinsuffizienz zur Erfassung einer pulmonalen Hypertonie dargestellt werden (Abb. 107 und 108).

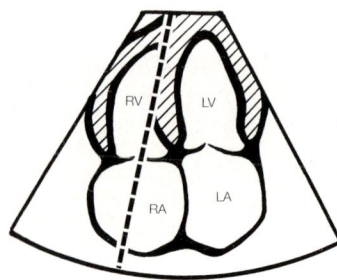

Abb. 107　CW-Doppler-Messung über der Trikuspidalklappe.

Abb. 108　Doppler-Diagramm einer Trikuspidalinsuffizienz.

➤ **Farbdoppler der apikalen Achsen:**
  – Untersuchung der Mitral-, Trikuspidal- und Aortenklappe zur Frage der Insuffizienz (Abb. 109 – 114). Untersuchung von Vorhof- und Ventrikelseptum zur Erfassung von Shuntvitien.
  – Darstellung der linksventrikulären Ausstrombahn zum Nachweis einer Flußbeschleunigung bei subvalvulärer Obstruktion (Abb. 115 und 116).

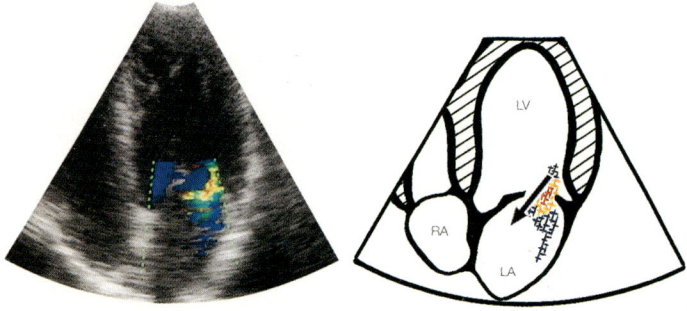

Abb. 109 und 110　Leichtgradige Mitralinsuffizienz im Farbdoppler.

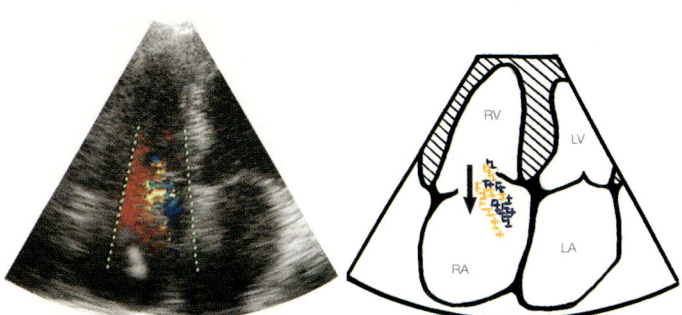

Abb. 111 und 112   Mäßiggradige Trikuspidalinsuffizienz im Farbdoppler.

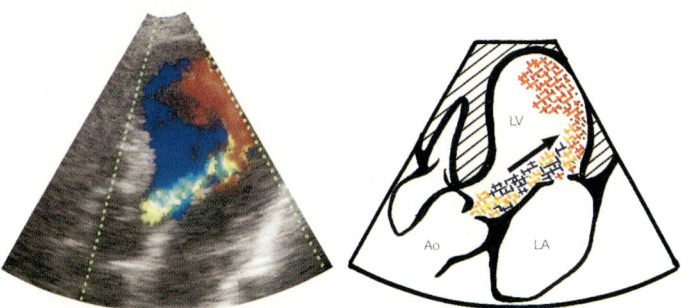

Abb. 113 und 114   Mäßiggradige Aorteninsuffizienz im Farbdoppler.

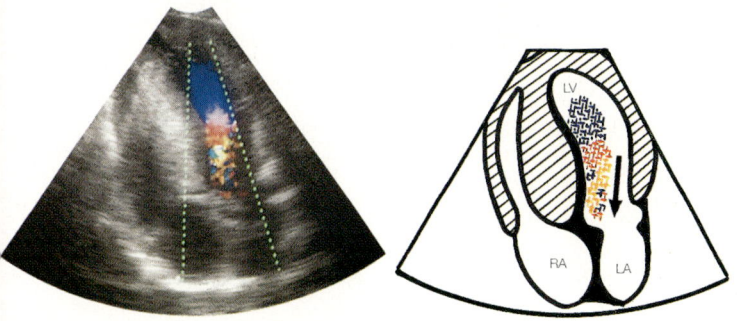

Abb. 115 und 116   Infundibuläre Flußbeschleunigung bei hypertropher obstruktiver Kardiomyopathie.

Die echokardiographische Standarduntersuchung

Fakultative Einstellungen

➤ **Subxiphoidales bzw. subkostales Fenster** (Abb. 117 und 118):
  – Beurteilung des rechten Herzens bei Emphysemthorax.
  – Beurteilung von Vorhof- und Ventrikelseptum, insbesondere im Farbdoppler bei Verdacht auf einen Shunt auf Vorhofebene.
  – Bei beatmeten Patienten häufig das einzige schallbare Fenster.

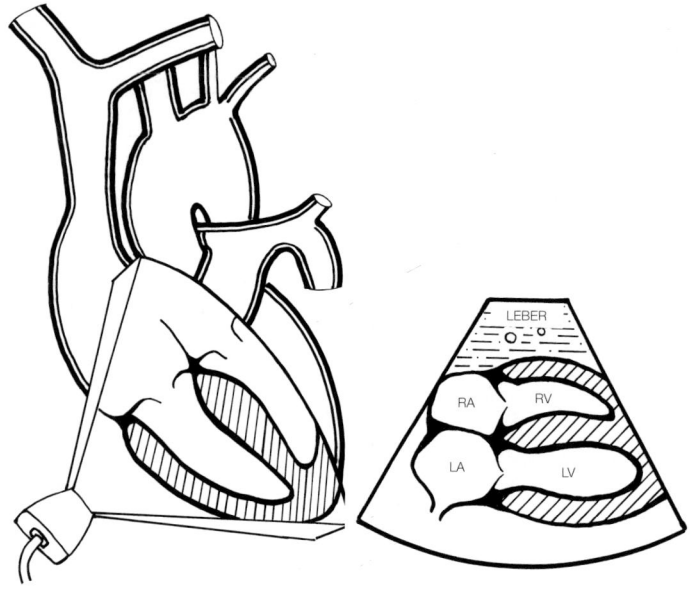

Abb. 117   Schallkopfposition subkostal.   Abb. 118   Topographie im subkostalen Fenster.

➤ **Suprasternales Fenster** (Abb. 119 und 120): Darstellung des Aortenbogens, der supraaortischen Äste sowie der Lungenarterien (obligate Einstellung bei Verdacht auf Lungenembolie).

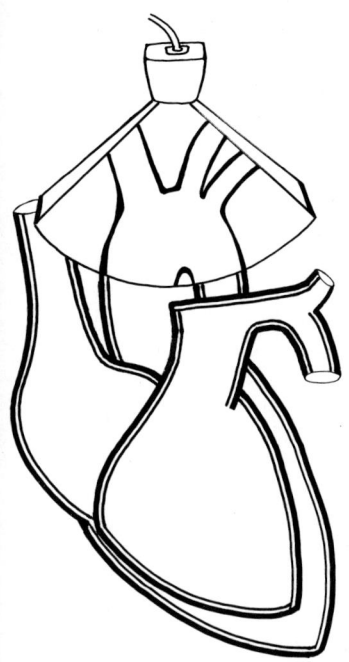

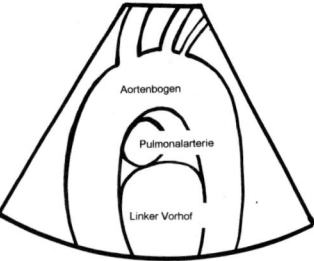

Abb. 119 Schallkopfposition suprasternal.

Abb. 120 Topographie im suprasternalen Fenster.

➤ **Rechtsparasternales Fenster** (in Rechtsseitenlage): Messung mit dem CW-
Doppler bei Aortenstenose.

Echoanatomie und -nomenklatur des linken Ventrikels

Parasternale lange Achse

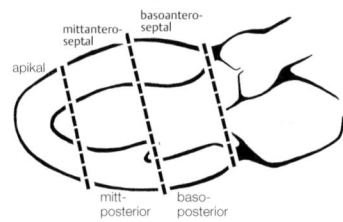

Abb. 121 Nomenklatur der Ventrikelsegmente in der langen Achse parasternal.

Parasternale kurze Achse in Höhe der Papillarmuskel/Papillarsehnen

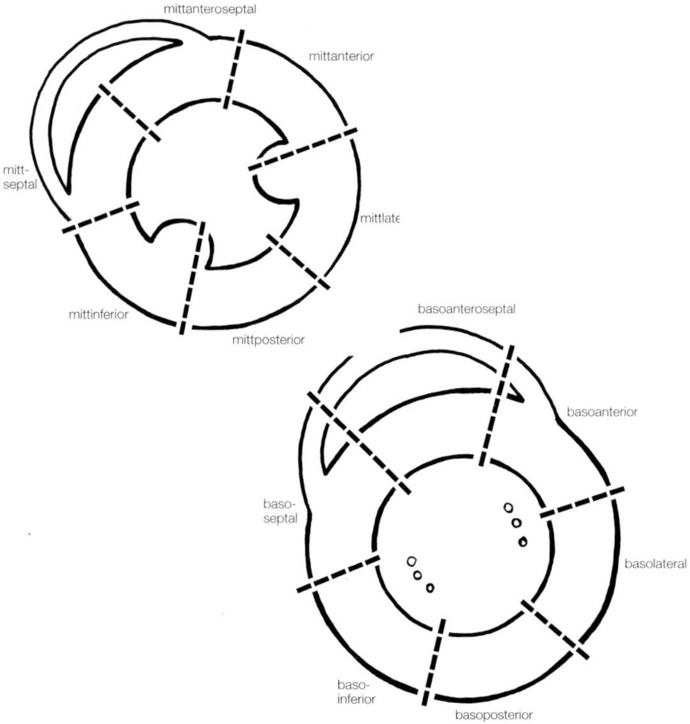

Abb. 122 Nomenklatur der Ventrikelsegmente der parasternalen kurzen Achsen.

Apikaler 4-, 2-, 3-Kammerblick ─────────────────────────

➤ Die lange Achse parasternal entspricht dem 3-Kammerblick (auch „lange Achse apikal"). Zur Orientierung sind die echokardiographischen Schnittebenen durch den linken Ventrikel dargestellt (Abb. 123).

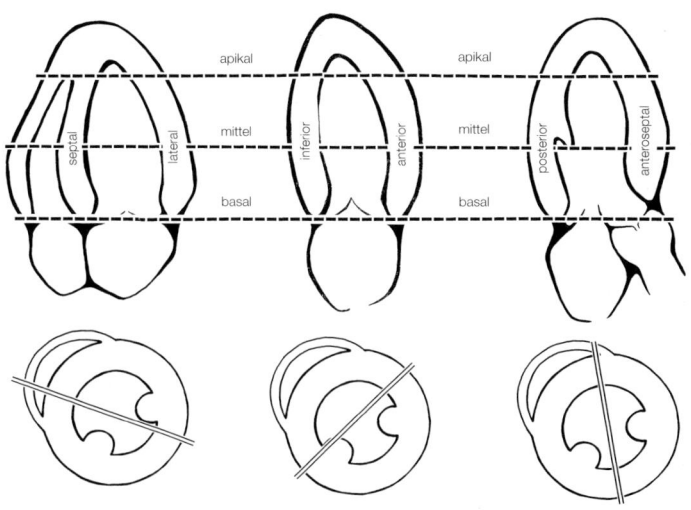

Abb. 123   Topographie des linken Ventrikels im apikalen 4-, 2-, 3-Kammerblick.

Normwerte und Differentialdiagnose

Aortenklappenseparation

- ➤ **Normwert:** 15 – 26 mm.
- ➤ **Vermindert:**
  - Aortenklappenstenose.
  - Eingeschränkte linksventrikuläre Funktion.
  - Subvalvuläre Aortenstenose.
  - Hypertrophe obstruktive Kardiomyopathie.
  - Fakultativ bei Aortenklappensklerose.

Aortenwurzeldurchmesser

- ➤ **Normwert:** 20 – 38 mm.
- ➤ **Erweitert:**
  - Aortenektasie.
  - Poststenotisch bei Aortenstenose.
  - Aortenaneurysma.
  - Aneurysma Sinus Valsalvae.
  - Aorteninsuffizienz.
  - Truncus arteriosus communis.
  - Marfan-Syndrom.

Linker Vorhof

- ➤ **Normwert:** 20 – 40 mm.
- ➤ **Vergrößert:**
  - Mitralklappenfehler.
  - Absolute Arrhythmie.
  - Koronare Herzkrankheit mit Papillarmuskeldysfunktion.
  - Mitralklappenprolaps mit Insuffizienz.
  - Mitralsegelabriß.
  - Kardiomyopathien.
  - Hypertensive Herzkrankheit.
  - Shuntvitium auf Vorhof- oder Ventrikelebene.
  - Ductus Botalli apertus.
  - Pericarditis constrictiva.
  - Fakultativ bei Perikarderguß.

Mitralklappe: DE-Amplitude

- ➤ **Normwert:** 18 – 35 mm.
- ➤ **Vergrößert:**
  - Mitralinsuffizienz.
  - Mitralsegelabriß.
  - Mitralklappenprolaps.
- ➤ **Vermindert:**
  - Mitralstenose.
  - Eingeschränkte linksventrikuläre Funktion.
  - Vorhofmyxom.
  - Aorteninsuffizienz.

Mitralklappe: EF-Slope

➤ **Normwert:** 70 – 170 mm/s.
➤ **Vermindert:**
  – Mitralstenose.
  – Linksventrikuläre Dehnbarkeitsstörung (hypertensive Herzkrankheit, koronare Herzkrankheit).
  – Linksatriales Myxom.

E-Septum-Abstand

➤ **Normwert:** < 10 mm.
➤ **Vergrößert:**
  – Eingeschränkte linksventrikuläre Funktion.
  – Dilatative Kardiomyopathie.
  – Dilatative Verlaufsform einer KHK.
  – Septuminfarkt bei Aneurysma.
  – Evtl. bei Aorteninsuffizienz.

Linker Ventrikel: enddiastolischer bzw. systolischer Durchmesser

➤ **Normwert:** 33 – 56 mm enddiastolisch, 26 – 42 mm endsystolisch.
➤ **Vergrößert:**
  – Dilatative Kardiomyopathie.
  – Dilatative Verlaufsform einer KHK.
  – Hinterwand- bzw. Septumaneurysma.
  – Aorteninsuffizienz.
  – Mitralinsuffizienz.
  – Ductus Botalli apertus.
  – Dekompensierte hypertensive Herzkrankheit.
  – Perforiertes Sinus-Valsalvae-Aneurysma.
➤ **Vermindert:**
  – Restriktive Kardiomyopathie mit Infiltration.
  – Hypertrophe Kardiomyopathien.
  – Löffler-Endokarditis.

Linker Ventrikel: Septumdicke

➤ **Normwert:** 6 – 12 mm enddiastolisch.
➤ **Vergrößert:**
  – Septumhypertrophie bei hypertensiver Herzerkrankung.
  – Hypertrophe Kardiomyopathien.
  – Chronische rechtsventrikuläre Druckbelastung.
  – Restriktive Kardiomyopathien mit Infiltration.
  – Tumorinfiltration.
➤ **Vermindert:** Septuminfarkt.

Normwerte und Differentialdiagnose

Linker Ventrikel: Hinterwanddicke

➤ **Normwert:** 6 – 12 mm enddiastolisch.
➤ **Vergrößert:**
  – Chronische Druck- und Volumenbelastung.
  – Hypertrophe nichtobstruktive Kardiomyopathie.
  – Restriktive Kardiomyopathien mit Infiltration.
  – Tumorinfiltration.
➤ **Vermindert:**
  – Hinterwandinfarkt.
  – Dilatative Kardiomyopathien.

Rechter Ventrikel: enddiastolischer und endsystolischer Durchmesser

➤ **Normwert:** < 20 mm.
➤ **Vergrößert:**
  – Akutes und chronisches Cor pulmonale.
  – Trikuspidalinsuffizienz.
  – Pulmonalklappenvitien.
  – Dilatative Kardiomyopathie.
  – Dilatative Verlaufsform einer KHK.
  – Shunt auf Vorhof- und Ventrikelebene.
  – Rechtskardial perforiertes Sinus-Valsalvae-Aneurysma.
  – Morbus Ebstein.

Rechter Vorhof

➤ **Normwert:** 28 – 40 mm (Querdurchmesser im apikalen 4-Kammerblick).
➤ **Vergrößert:**
  – Trikuspidalvitium.
  – Shunt auf Vorhofebene.
  – Pulmonale Hypertonie.
  – Dilatative Kardiomyopathie.
  – Dilatativer Verlauf einer KHK.
  – Morbus Ebstein.
  – Pericarditis constrictiva.
  – Fakultativ bei Perikarderguß.

Doppler: Normwerte (nach Hatle 1982, 1984)

➤ **Transmitraler Fluß:** 0,90 (0,6 – 1,3) m/s
➤ **Linksventrikuläre Ausstrombahn:** 0,90 (0,7 – 1,1) m/s
➤ **Aortenklappe bzw. Aorta ascendens:** 1,35 (1,0 – 1,7) m/s
➤ **Transtrikuspidaler Fluß:** 0,5 (0,3 – 0,7) m/s
➤ **Pulmonalklappe:** 0,75 (0,6 – 0,9) m/s

Doppler: Jet im linken Ventrikel (> 3 m/s) ————————

- ➤ Aorteninsuffizienz.
- ➤ Hochgradige Mitralstenose.
- ➤ Hypertrophe obstruktive Kardiomyopathie.
- ➤ Funktionelle Obstruktion bei asymmetrischer Septumhypertrophie.
- ➤ Ausgeprägte proximale Konvergenzzone bei hochgradiger Mitralinsuffizienz.

Doppler: Jet im linken Vorhof (> 2 m/s) ————————

- ➤ Mitralinsuffizienz.
- ➤ Rupturiertes Sinus-Valsalvae-Aneurysma.
- ➤ Beschleunigter Fluß in einmündenden Lungenvenen.

Doppler: Jet im rechten Ventrikel (> 3 m/s) ————————

- ➤ Pulmonalinsuffizienz.
- ➤ Ventrikelseptumdefekt.
- ➤ Rupturiertes Sinus-Valsalvae-Aneurysma.

Doppler: Jet im rechten Vorhof (> 2 m/s) ————————

- ➤ Trikuspidalinsuffizienz.
- ➤ Beschleunigter Fluß aus dem Sinus coronarius bzw. Vv. cavae.
- ➤ Rupturiertes Sinus-Valsalvae-Aneurysma.
- ➤ Selten: Vorhofseptumdefekt.

Validität der Echokardiographie

Hohe Validität im transthorakalen zweidimensionalen Echokardiogramm

- ➤ Dilatative Kardiomyopathien.
- ➤ Perikarderguß.
- ➤ Mitralklappenprolaps.
- ➤ Linksventrikuläre Hypertrophie.
- ➤ Kardiale Tumoren.
- ➤ Morbus Ebstein.
- ➤ Löffler-Endokarditis.

Mäßige Validität im transthorakalen zweidimensionalen Echokardiogramm

- ➤ Herzklappenstenosen.
- ➤ Kongenitale Vitien.
- ➤ Ventrikelseptumdefekt.
- ➤ Vorhofseptumdefekt.
- ➤ Restriktive Kardiomyopathien.
- ➤ Aortenaneurysmen.
- ➤ Endokarditis.

Geringe Validität im transthorakalen zweidimensionalen Echokardiogramm

- ➤ Herzklappeninsuffizienzen.
- ➤ Infundibuläre oder medioventrikuläre Obstruktion.
- ➤ Funktionsbeurteilung von Herzklappenprothesen.
- ➤ Pulmonale Hypertonie.

Hohe Validität im transthorakalen Doppler-Echokardiogramm

- ➤ Herzklappenstenosen.
- ➤ Herzklappeninsuffizienzen.
- ➤ Hypertrophe obstruktive Kardiomyopathie.
- ➤ Hypertrophe nichtobstruktive Kardiomyopathie.
- ➤ Dilatative Kardiomyopathien.
- ➤ Perikarderguß.
- ➤ Mitralklappenprolaps.
- ➤ Kongenitale Vitien.
- ➤ Funktionsbeurteilung von Herzklappenprothesen.
- ➤ Linksventrikuläre Hypertrophie.
- ➤ Ventrikelseptumdefekt.
- ➤ Kardiale Tumoren.
- ➤ Morbus Ebstein.
- ➤ Löffler-Endokarditis.

Mäßige Validität im transthorakalen Doppler-Echokardiogramm .

- ➤ Restriktive Kardiomyopathie.
- ➤ Vorhofseptumdefekt.
- ➤ Koronare Herzkrankheit: Hypokinesien.
- ➤ Aortenaneurysma.
- ➤ Endokarditis.
- ➤ Pulmonale Hypertonie.
- ➤ Lungenembolie.
- ➤ Rechtskardiale Diameter.

Hohe Validität im transösophagealen Doppler-Echokardiogramm

- ➤ Endokarditis.
- ➤ Aortendissektion.
- ➤ Vorhofthromben.
- ➤ Vorhofseptumdefekt.
- ➤ Mitralsegelabriß, Mitralklappenprolaps.
- ➤ Sinus-Valsalvae-Aneurysma.
- ➤ Kardiale Tumoren.
- ➤ Morphologische Beurteilung von Mitralklappenprothesen.

Mäßige Validität im transösophagealen Doppler-Echokardiogramm

- ➤ Flußmessungen über der Aortenklappe.
- ➤ Beurteilung der Ventrikelspitzen.

Hohe Validität im Belastungsechokardiogramm

- ➤ Erkennung segmentaler Kontraktionsstörungen.

Hohe Validität im Kontrastechokardiogramm

- ➤ Vorhofseptumdefekt.
- ➤ Trikuspidalinsuffizienz.
- ➤ Ventrikelseptumdefekt.

Kontrastechokardiographie

Methodik

➤ Durch Beimengung ultraschallreflektierender Substanzen wird die Echogenität des strömenden Blutes erheblich erhöht.

➤ Entsprechend erhöht sich der Anteil der reflektierten Ultraschallwellen; das strömende Blut erscheint im B-Bild echodicht transformiert.

➤ Niedrigamplitudige Dopplersignale werden verstärkt. Dadurch können schwer detektierbare Strömungen (z.B. transatrialer Fluß bei Vorhofseptumdefekt) besser dargestellt werden. Shuntvitien werden durch Übertritt von Echokontrastmitteln in andere Herzhöhlen oder Auswaschphänomenen diagnostiziert (Beispiele siehe entsprechende Kapitel).

➤ Die meisten Signalverstärker passieren nicht die Lungenstrombahn und eignen sich somit lediglich für die Diagnostik rechtskardialer Vitien und Septumdefekte und der vorgeschalteten venösen Strombahn.

➤ Zur Darstellung der linkskardialen Strukturen (und arteriellen Gefäße) ist ein lungengängiger Signalverstärker erhältlich (Levovist, Galaktose-Palmitinsäure, Fa. Schering, Berlin).

Indikationen

➤ Verdacht auf Shuntvitium auf Vorhof- oder Ventrikelebene.
➤ Verstärkung schwacher Dopplersignale (Klappeninsuffizienzen).
➤ Diagnostik komplexer kongenitaler Vitien.

Substanzen

➤ Echovist (Galaktosemikropartikel; Fa. Schering, Berlin).
➤ Levovist.
➤ Hydroxyethylstärkelösung.
➤ Gelatinelösung.
➤ Glukoselösung (5 – 50%).
➤ Physiologische Kochsalzlösung.

Durchführung

➤ Eine schriftlich dokumentierte Aufklärung sollte vorliegen.
➤ Überprüfung der Dokumentationsmöglichkeiten (vorzugsweise Video).
➤ Eine möglichst große, körperstammnahe Vene wird kanüliert, in der Regel die V. basilica oder V. mediana cubiti. Injektionen über Handrückenvenen oder andere stammferne Venen zeigen ein stark verzögertes Anfluten des Echokontrastmittels.

➤ Außer Echovist müssen die o.g. Kontrastmittel zur Erzeugung von Mikrobläschen aufgeschüttelt werden, sichtbare Luft muß aus dem Applikationssystem entfernt werden.

➤ Nach optimalem Einstellen des apikalen 4-Kammerblicks erfolgt die rasche Injektion des Echokontrastmittels.

➤ Unter Beobachtung der Anflutung des Echokontrastmittels wird der Patient aufgefordert, zu husten. Dies führt zu einer kurzfristigen Druckerhöhung in den rechtskardialen Abschnitten, ein druckausgleichender Shunt kann somit demaskiert werden (Übertritt des Echokontrastes in das linke Herz).

➤ Levovist gestattet eine Verstärkung der Dopplersignale linkskardialer Vitien. Die Substanz ist über mehrere Minuten im arteriellen und venösen System stabil, somit können auch Doppleruntersuchungen der großen und peripheren Gefäße erfolgen.

➤ Zur Erfassung von Spätkomplikationen ist eine 2stündige Nachbeobachtung erforderlich. Die Verweilkanüle ist in diesem Zeitraum zu belassen.

Nebenwirkungen

➤ Bei höhergradiger Herzinsuffizienz ist der volumenbelastende Effekt einzelner Ultraschallkontrastmittel (Gelatine, Hydroxyethylstärke) zu beachten.

➤ Bei Applikation aufgeschüttelter Lösungen besteht grundsätzlich die Gefahr der Bildung größerer Luftbläschen. Bei Vorliegen eines Rechts-Links-Shunts ist eine arterielle Luftembolie möglich. Transitorisch ischämische Defizite nach Applikation derartiger Lösungen wurden beschrieben. Nach Applikation von Echovist wurden derartige Ereignisse nicht beobachtet.

Weiterführende Anwendungsmöglichkeiten

➤ **Prüfung der Myokardperfusion:** Intrakoronare Applikation von Echokontrastmittel.

➤ **Perikardpunktion:** Die korrekte Lage des perikardial plazierten Katheters ist durch Injektion von Echokontrastmittel zu dokumentieren. Insbesondere nach mehrfacher Röntgen-Kontrastmittelapplikation ergeben sich hier Vorteile.

➤ **Venenthrombose und Anomalien der großen Venenstämme:** Bei Unverträglichkeit von Röntgen-Kontrastmitteln bietet sich die Untersuchung mittels Echokontrast an.

Kontrastechokardiogramm beim Vorhofseptumdefekt (ASD)

➤ Bei **Links-Rechts-Shunt** tritt ein Auswaschphänomen im septalen Bereich des rechten Vorhofs auf. Häufig sind allerdings Strömungsinhomogenitäten im dorsalen Anteil des rechten Vorhofs nachweisbar. Diese sind durch Beimengungen nicht kontrastierten Blutes aus der V. cava inferior bzw. dem Koronarsinus bedingt.

➤ Bei **Rechts-Links-Shunt** kommt es zum sofortigen Kontrastmittelübertritt in den linken Vorhof und konsekutiv in den linken Ventrikel. Vereinzelte Kontrast-Bubbles, die nach etwa 20–30 Sekunden nach erstmaliger Applikation im linken Herzen erscheinen, sind als Ausdruck einer stattgehabten Lungenpassage und nicht als Rechts-Links-Shunt zu werten.

➤ **Nach chirurgischem Verschluß eines ASD** sind in der unmittelbaren postoperativen Phase die Dacronpatches noch durchlässig für Echokontrastmittel, das Auftreten von Bubbles linkskardial ist daher nicht pathognomonisch für eine Nahtinsuffizienz.

Kontrastechokardiographie

Kontrastechokardiogramm beim Ventrikelseptumdefekt (VSD)

➤ Meistens besteht ein **Links-Rechts-Shunt**, so daß lediglich ein Auswaschphänomen im rechten Ventrikel nachzuweisen ist.

➤ Bei **kleinen VSD** kann das Auswaschphänomen übersehen werden.

➤ Bei **großem VSD** mit Druckangleich zwischen dem rechten und linken Ventrikel
bzw. bei VSD und begleitender Pulmonalstenose kann ein bidirektionaler Shunt
auftreten.

Prinzip

➤ Erkennung und Quantifizierung regionaler Kontraktionsstörungen in Ruhe und Belastung.
➤ Hauptsächliche Anwendung zur Beurteilung der systolischen und diastolischen Myokardfunktion bei koronarer Herzkrankheit.

Indikationen

➤ Nicht eindeutig beurteilbare Ergometrie.
➤ Negative Ergometrie und typische Angina pectoris.
➤ Formkritisch nicht verwertbare Ergometrie bei Linksschenkelblock.
➤ Funktionelle Relevanz von Koronarstenosen.
➤ Erregungsrückbildungsstörungen z. B. durch Digitalismedikation.
➤ Beurteilung der Ventrikelfunktion nach Myokardinfarkt, Angioplastie und Bypassoperation.

Kontraindikationen

➤ Instabile Angia pectoris.
➤ Herzinsuffizienz NYHA III und NYHA IV.
➤ Akute Lungenembolie.
➤ Schwere valvuläre Aortenstenose.
➤ Schwere hypertrophe obstruktive Kardiomyopathie
➤ **Für Dipyridamol:** Obstruktive Lungenerkrankung.

Belastungsformen

➤ **Ergometerbelastung**, vorzugsweise in halb aufrechter Position.
➤ **Pharmakologische Belastung:**
  – *Dipyridamol:* 0,56 mg/kg KG über 4 Minuten i. v., nach 8 Minuten 0,28 mg/kg über 2 Minuten. Antidot: Aminophyllin bis 240 mg/3 min i. v.
  – *Dobutamin:* I. v. Infusion beginnend mit 5 µg/kg KG/min über 3 Minuten, steigernd über 10, 20, 30 bis 40 µg/kg KG/min bis zum Erreichen der submaximalen Ausbelastungsfrequenz. Falls diese nach 40 µg/kg KG/min noch nicht erreicht ist, Gabe von 0,25 bis 1,0 mg Atropin. Antidot: Propranolol 1,0 mg i. v.
  – *Arbutamin* (wie Dobutamin ein synthetisches Katecholamin): Applizierbar über ein spezielles Pumpensystem, das über eine fortlaufende Registrierung der Herzfrequenz und Blutdrucks gesteuert wird (Fa. Gensia Europe).
➤ Herzfrequenzsteigerung mittels **transösophagealer Vorhofstimulation**.

Methodik

➤ Ableitung des 4-, 2- und 3-Kammerblicks der apikalen Schnittebene sowie der parasternalen kurzen Achse (bei eingeschränkten apikalen Schallbedingungen kann der 3-Kammerblick auch von parasternal eingestellt werden). Kontinuierliche Videoaufzeichnung zur anschließenden computergestützten Auswertung mittels „cine-loop"-Technik (Endlosschleife) und Darstellung im „Quadscreen"-Format (4 simultane Zyklendarstellungen auf einem Monitor).
➤ Die Ventrikelsegmente werden entsprechend dem Schema von S. 54 unterteilt und beziffert (Abb. 124 und 125).

Belastungsechokardiographie

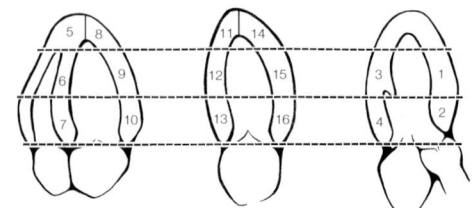

Abb. 124   Ventrikelsegmente der apikalen Achsen.

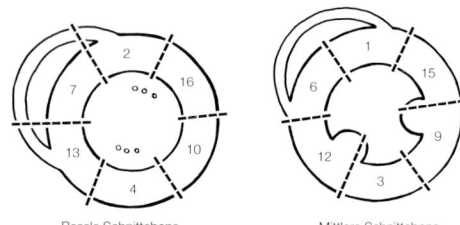

Basale Schnittebene   Mittlere Schnittebene

Abb. 125   Ventrikelsegmente der parasternalen Achsen.

➤ **Abbruchkriterien:**
  – Maximal erreichte Herzfrequenz (220 minus Lebensalter).
  – Starker Blutdruckabfall oder -anstieg.
  – Angina pectoris.
  – ST-Streckenveränderung > 0,2 mV.
  – Komplexe ventrikuläre Rhythmusstörungen.
  – Echokardiographisch neu aufgetretene Wandbewegungsstörung in mehr als
    2 Segmenten.
➤ **Beurteilung der Kontraktilitätsstörungen:**
  – *Semiquantitative Analyse* nach folgendem Score:
    • Normal = 1
    • Hypokinesie = 2
    • Akinesie = 3
    • Dyskinesie = 4
  – *Berechnung:* Summe der Bewegungsmodi: Anzahl der Segmente = wallmotion score.
➤ **Herzzeitvolumenberechnung:** Über Ableitung des Geschwindigkeitszeitsintegrals über der Aortenklappe s. Hämodynamik S. 56.
➤ **Bestimmung der enddiastolischen und endsystolischen Volumina:** Nach der Flächen-Längen- oder Simpson-Methode.
➤ **Erfassung diastolischer Funktionsstörungen:** Über das transmitrale Einstromprofil.

Diagnostische Zuverlässigkeit ────────────────

➤ **Verwertbare Untersuchungen:** Ca. 90%.
➤ **Steigerung der Aussagekraft:**
  – Hohe Untersuchererfahrung.
  – Computergestützte Wandbewegungsanalyse.
  – Ableitung der Aufnahmen während der Belastung (nicht nach der Belastung).
  – Ergometrische Belastung in halbsitzender Position.
  – Korrekte submaximale ergometrische Ausbelastung.
➤ **Signifikanz und Spezifität:** Unter Beachtung o. g. Optimierungen bis zu 90%.

Hämodynamik

Bestimmung des Herzzeitvolumens (HZV)

➤ **Schlagvolumenberechnung:**
  - *Herzzeitvolumen (HZV):* Das HZV ist definiert als Produkt aus Schlagvolumen und Herzfrequenz.
  - *Schlagvolumen:* Das Schlagvolumen ist das Produkt aus systolischer Blutströmung und Querschnittsfläche des durchströmten Gefäßabschnitts.
  - *Blutströmung:* Dopplerechokardiographisch kann die Blutströmung als Frequenzzeitspektrum abgeleitet werden, das zugehörige Integral (VTI = velocity time integral, Geschwindigkeitszeitintegral) erhält man durch rechnergestützte Flächenbestimmung (Abb. 126 und 127).
  - *Klappenöffnungsfläche:* Bei Ableitung des VTI über einer Herzklappe muß zur Berechnung des Schlagvolumens die Klappenöffnungsfläche bestimmt werden.

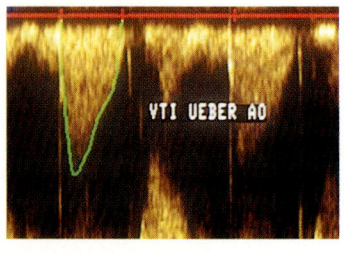

Abb. 126 Doppler-Diagramm des linksventrikulären Ausstroms.

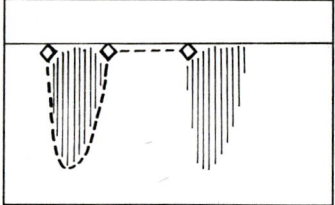

Abb. 127 Rechnergestützte Bestimmung des Geschwindigkeitsintegrals.

➤ **Berechnung einer Klappenöffnungsfläche (KÖF):**
  - Planimetrisch ist die KÖF nicht exakt bestimmbar.
  - Üblich ist die Berechnung der Aortenklappenöffnungsfläche (annähernd kreisrunde Öffnung) mittels der Kreisflächenberechnung.
  - Man bestimmt den Klappenringdurchmesser (d, Abb. 128) und berechnet die Öffnungsfläche nach der Formel:

$$\text{KÖF} = (d/2)^2 \cdot \pi \quad [\text{cm}^2] \tag{Gl. 5}$$

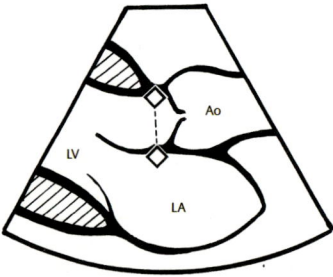

Abb. 128 Bestimmung des Aortenklappenringdurchmessers zur Kreisflächenberechnung.

- Da der Aortenklappenringdurchmesser mit $(d/2)^2$ in die Gleichung eingeht, potenzieren sich etwaige Meßfehler.
- Am Übergang des echodichten Klappenrings zum echofreien Blut bestehen durch Grenzzonenreflexe Überzeichnungen der echodichten Grenzfläche.
- Daher vorzugsweise Messung mittels der *leading-edge-Methode* (Abb. 129 und 130): Messung von Vorderkante zu Vorderkante oder von Hinterkante zu Hinterkante.

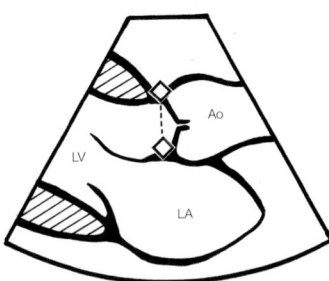 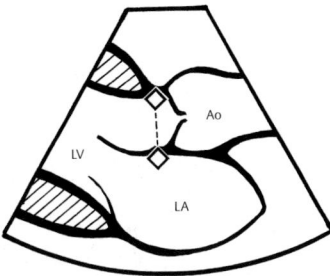

Abb. 129   Messung des Aortenklap-penringdurchmessers von Vorderkante zu Vorderkante.

Abb. 130   Messung des Aortenklap-penringdurchmessers von Hinterkante zu Hinterkante.

➤ **Herzzeitvolumen:** Ergibt sich aus:
   Herzfrequenz · VTI · Klappenöffnungsfläche [l/min]
➤ **Einschränkungen:**
   - Bei Vorliegen eines Klappenvitiums kann über dieser Klappe die Schlagvolu-menbestimmung mittels Ableitung des VTI nicht durchgeführt werden.
   - Bei Ableitung des transaortalen Blutflusses ist auf eine Minimierung des Winkelfehlers zu achten. Etwaige Abweichungen gehen entsprechend der Dopplergleichung (annähernd) mit dem Kosinus des Winkels ein.
➤ **Einteilung (normgewichtige Erwachsene):**
   - > 10 l/min ~ Hyperzirkulation
   - 5–9 l/min ~ normales Herzzeitvolumen
   - 3–4 l/min ~ mäßig eingeschränktes Herzzeitvolumen
   - < 3 l/min ~ schwer eingeschränktes Herzzeitvolumen

Linksventrikuläre Funktion

➤ **Parameter der linksventrikulären Funktion:**
   - *Im M-Mode:*
     • Verkürzungsfraktion (FS = fractional shortening).
     • E-Septum-Abstand.
     • Klappenseparation.
   - *Im B-Bild:* Volumenbestimmung nach der Scheibchen-Summations-Methode und der Flächen-Längen-Methode.
   - *Dopplersonographisch:* Bestimmung des Herzzeitvolumens.

➤ **Verkürzungsfraktion = FS = Fractional Shortening:**
  – *Durchführung:* Bestimmung des enddiastolischen (LVDD) und endsystolischen (LVDS) Durchmessers des linken Ventrikels aus der parasternalen kurzen Achse. Softwaregestützte *Berechnung* nach der Formel:

$$FS = \frac{LVDD - LVDS}{LVDD} \cdot 100 \quad (\%) \qquad \text{(Gl. 6)}$$

  – *Normwert:* $> 25\%$.
  – *Anwendbarkeit:* Zur Verlaufsbeobachtung bei Erkrankungen mit globalen Kontraktilitätsstörungen.
  – *Grenzen:* Bei Vorliegen von segmentalen Kontraktionsstörungen ist die FS nicht verwertbar. Es sollte dann die Bestimmung der linksventrikulären Funktion mittels der Herzzeitvolumen-Bestimmung und/oder der Scheibchen-Summations-Methode erfolgen.

➤ **ES-Abstand:**
  – *Durchführung:* M-Mode-Einstellung in der parasternalen langen Achse in Höhe der Mitralklappe, Messung des Abstands des E-Punktes des vorderen Mitralsegels vom „S"eptum.
  – *Normwert:* < 10 mm.
  – *Anwendbarkeit:* Bei allen globalen Kontraktilitätsstörungen.
  – *Grenzen:* Entsprechen denen der Verkürzungsfraktion (s. o.).

➤ **Ejektionsfraktion nach der Scheibchen-Summations-Methode:**
  – *Durchführung:*
    • Rechnergestützte Volumenbestimmung der irregulären Form des linken Ventrikelkavums durch eine bestimmte Anzahl paralleler Scheibchen gleicher Dicke. Jedes Scheibchen wird als flacher Zylinder mit elliptischem Querschnitt aufgefaßt (Abb. 131).
    • Durch Summation der Scheibchenvolumina erhält man das diastolische und systolische Ventrikelvolumen. Prozentual kann somit die Ejektionsfraktion berechnet werden.
  – *Anwendung:* Vorzugsweise bei segmentalen Kontraktionsstörungen.

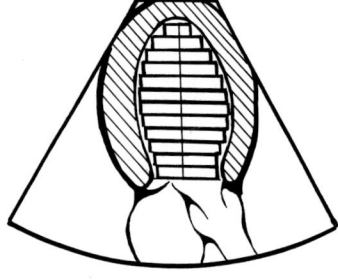

Abb. 131   Volumenbestimmung des linken Ventrikels durch die Scheibchen-Summations-Methode.

- *Grenzen:* Eine gute Darstellung des Ventrikelendokards muß gegeben sein.
- *Beurteilung:*
  - EF > 70% Normalbefund
  - 60–70% gering eingeschränkte EF
  - 45–55% mäßig eingeschränkte EF
  - 30–40% mittelschwer eingeschränkte EF
  - < 30% schwer eingeschränkte EF

➤ **Flächen-Längen-Methode:**
- Volumenbestimmung des linken Ventrikels aus dem B-Bild.
- Räumliche Form des linken Ventrikels wird als Sphäroid aufgefaßt.
- *Berechnung* nach der Formel:

$$V = \frac{8 \cdot F^2}{3 \cdot \pi \cdot L} \qquad \text{(Gl. 7)}$$

F = planimetrierte Fläche
L = Längsachse

- Die meisten zur Verfügung stehenden Ultraschallgeräte sind mit entsprechenden Programmen ausgestattet (Abb. 132).

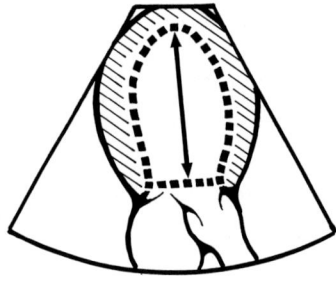

Abb. 132 Volumenbestimmung des linken Ventrikels durch Flächen-Längen-Methode.

➤ **Indirekte Parameter der systolischen Funktion:**
- Reduzierte Klappenöffnungsbewegung.
- Niedrige Dopplersignale über den Herzklappen bei hoher Herzfrequenz.
- Im Farbdoppler nur geringer ventrikulärer Ein- und Ausstrom darstellbar.
- Klappeninsuffizienzen bei dilatierten Herzhöhlen mit kleinem Regurgitationsjet.

Diastolische linksventrikuläre Funktion

➤ **Durchführung:**
- Echokardiographische Erfassung durch Messung des transmitralen Einstroms mit dem CW- oder PW-Doppler im Bereich des höchsten transmitralen Flusses (Abb. 133 und 134). Analyse der E- und der A-Welle bezüglich der maximalen Geschwindigkeiten sowie des Quotienten der Geschwindigkeitszeitintegrale (Quotient VTI E/VTI A).

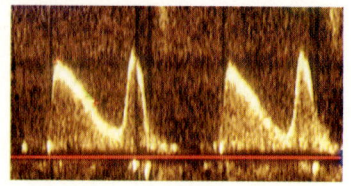

Abb. 133   Transmitrales Einstromprofil.

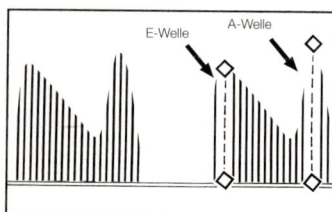

Abb. 134   Schematische Darstellung
des transmitralen Stroms zur Erfassung
der diastolischen Funktion.

➤ **Beurteilung:**
- *Normalwert für den E/A-Quotienten:* > 1,6; pathologisch < 1,0.
- In Abhängigkeit vom Lebensalter und der Herzfrequenz kommt es physiolo-
  gischerweise zu einer Betonung der A-Welle, somit sind bei Jugendlichen
  Werte bis 4,0 möglich und bei älteren Patienten Werte bis 1,0 nicht als sicher
  pathologisch zu werten.
- *Aussage:* Ein pathologisches E/A-Verhältnis ist in der Regel als Zeichen einer
  diastolischen Funktionsstörung zu werten und dann Ausdruck einer (meist
  hypertensiven oder koronaren) Herzkrankheit. Bei ansonsten völlig unauffälligem kardialen Befund ist ein pathologisches E/A-Verhältnis nicht sicher als
  krankhaft zu werten. Man unterteilt die Diastole in die Relaxationsphase und
  die Phase der passiven Füllung, in der die Dehnbarkeit (compliance) die effektive Füllung wesentlich bestimmt. Das E/A-Profil ist ein Ausdruck des
  komplexen diastolischen Funktionsablaufes, der durch eine Vielzahl von Parametern beeinflußt wird; es sollte nicht überinterpretiert werden.

Berechnung des systemischen Widerstandes

➤ **Methodik:**
- Der *systemische Widerstand* berechnet sich analog der Ohmschen Gleichung:

$$R = \frac{U}{I} \tag{Gl. 8}$$

R = Widerstand
U = Spannung
I = Strom

gemäß der Formel:

$$SVR = \frac{RR_m - RA_m \cdot 79{,}9}{HZV} \quad [dyn \cdot s \cdot cm^{-5}] \qquad (Gl.\ 9)$$

SVR = systemischer Widerstand (systemic vascular resistance)
RR_m = arterieller Mitteldruck
RA_m = rechtsatrialer Mitteldruck
HZV = Herzzeitvolumen (Bestimmung siehe S. 56).

- Der *arterielle Mitteldruck* kann nicht-invasiv mittels der folgenden Formel berechnet werden:

$$RR_m = \frac{(2 \cdot RR_{diast}) + RR_{syst}}{3} \quad [mmHg] \qquad (Gl.\ 10)$$

- Der *rechtsatriale Mitteldruck* kann vereinfachend anhand der Halsvenenfüllung abgeschätzt werden. Bei Anwendung auf Intensivstationen kann der zentrale Venendruck einbezogen werden.
➤ **Normwert:** 920 – 1300 dyn · sec · cm^{-5}
➤ **Anwendung:**
   - Entscheidungshilfe zur Kreislauftherapie bei Patienten mit kardiogenem Schock.
   - Nicht-invasive Verlaufskontrolle von Therapieeffekten z. B. bei arterieller Hypertonie.
➤ **Grenzen:** Aufgrund der Vielzahl nicht exakt quantifizierbarer Parameter (Aortenklappenringdurchmesser, rechtsatrialer Mitteldruck, arterieller Mitteldruck) sollte das Verfahren nur zur Verlaufskontrolle bei invasiv ermittelten Ausgangswerten angewendet werden.

Bestimmung eines Druckgradienten nach der Bernoulli-Gleichung

➤ **Methodik:**
   - In einem durchströmten Röhrensystem mit umschriebener Engstelle gilt folgender Zusammenhang zwischen Druck (p) und Geschwindigkeit (v):

$$p_1 + \tfrac{1}{2} \cdot \text{Dichte} \cdot v_1^2 = p_2 + \tfrac{1}{2} \cdot \text{Dichte} \cdot v_2^2 \ (\text{Bernoulli-Gleichung}) \qquad (Gl.\ 11)$$

p_1 = Druck vor der Stenose
v_1 = Geschwindigkeit vor der Stenose
p_2 = Druck in der Stenose
v_2 = Geschwindigkeit in der Stenose

   - Die prästenotischen Geschwindigkeiten (v_1) liegen in der Doppler-Echokardiographie meist unter 1 m/sec, so daß der Faktor $(v_1)^2$ vernachlässigbar klein ist, vereinfacht ergibt sich somit:

$$\Delta p \sim 4\,v^2 \ (\text{vereinfachte Bernoulli-Gleichung}) \qquad (Gl.\ 12)$$

Δp = Druckdifferenz
$4\,v^2$ = maximale intrastenotische Geschwindigkeit

➤ **Anwendung:**
   – Berechnung des Druckgradienten über einer valvulären Aorten-, Mitral- und Pulmonalklappenstenose.
   – Bestimmung der rechtskardialen Drücke über einer Trikuspidalinsuffizienz.
   – Interventrikuläre Drücke beim Ventrikelseptumdefekt.
   – Intraventrikulärer Drucksprung bei der hypertrophen obstruktiven Kardiomyopathie.

➤ **Grenzen der Anwendbarkeit der Bernoulli-Gleichung:**
   – Nur anwendbar auf kurzstreckige Stenosen.
   – *Anwendbar nur bis zu bestimmten Restöffnungsflächen:*
      1. Aortenklappenstenose $> 0{,}78$ cm^2.
      2. Mitralklappenstenose $> 0{,}5$ cm^2.

➤ **Vorteile der Anwendung der vereinfachten Bernoulli-Gleichung:**
   – Einfach zu erhebender, anschaulicher Parameter.
   – Hinreichende Genauigkeit bei Beachtung der methodischen und rheologischen Grenzen.

➤ **Nachteile der dopplersonographischen Gradientenbestimmung:**
   – *Methodisch:* Aufgrund der Vernachlässigung der prästenotischen Geschwindigkeit werden leichtgradige Aortenklappenstenosen bezüglich des dopplersonographischen Gradienten überschätzt. Umgekehrt werden hochgradige Aortenklappenstenosen mit erheblichen intrastenotischen Reibungsverlusten und konsekutiv verringerter Maximalgeschwindigkeit im Dopplergradienten unterschätzt. Der Winkelfehler geht nicht in die Berechnung ein.
   – *Rheologisch* besteht eine erhebliche Abhängigkeit der Maximalgeschwindigkeiten über eine Stenose bzw. deren Druckgradienten vom aktuellen Herzzeitvolumen, der Herzfrequenz sowie Begleitvitien.
   – Die alleinige Angabe von Druckgradienten zur Charakterisierung des Schweregrades einer Stenose ist daher nicht ausreichend.

Bestimmung einer Klappenöffnungsfläche nach der Pressure-Half-Time-Methode (PHT)

➤ **Methodik:**
   – Die Zeitdifferenz vom maximalen Fluß über die Mitral- bzw. Trikuspidalklappe bis zur Hälfte seiner ursprünglichen Höhe ist ein charakteristischer Wert für die Klappenöffnungsfläche (Druckabfallhalbwertszeit = pressure half time, PHT).
   – Dieses Verfahren wird zur Bestimmung der Öffnungsflächen bei Mitral- und Trikuspidalstenosen angewendet (Abb. 135 und 136).
   – Entsprechend Berechnungen nach der *Gorlin-Formel* beträgt die Druckabfallhalbwertszeit einer Mitralklappenstenose mit einer Öffnungsfläche von 1 cm^2 = 220 msec. Es gilt somit:

$$\text{Mitralklappenöffnungsfläche} = \frac{220}{\text{PHT}} \quad [\text{cm}^2] \qquad \text{(Gl. 13)}$$

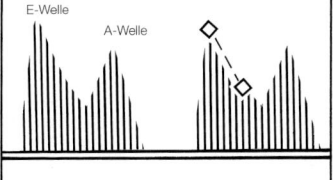 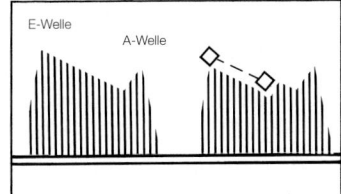

Abb. 135   Berechnung der Mitralklappenöffnungsfläche nach der PHT-Methode.

Abb. 136   Berechnung der Öffnungsfläche bei Mitralstenose.

➤ **Vorteile der PHT-Methode:**
  – Einfach zu bestimmender Parameter.
➤ **Nachteile der PHT-Methode:**
  – Meßwerte werden durch eine Vielzahl von Faktoren beeinflußt (Herzfrequenz, Herzzeitvolumen, Begleitvitien, diastolische Funktionsstörung, Volumenbelastung), daher unzuverlässiger Parameter.

Bestimmung einer Klappenöffnungsfläche nach der Kontinuitätsgleichung

➤ **Methodik:**
  – In einem durchströmten Rohr mit umschriebener Engstelle sind an allen Stellen das Produkt aus Querschnittsfläche (A) und Geschwindigkeit der Strömung (v) konstant (unter Annahme einer idealen Flüssigkeit):

$$A_1 \cdot v_1 = A_2 \cdot v_2 \qquad\qquad\qquad (\text{Gl. } 14)$$

  A_1 = Querschnittsfläche vor der Stenose
  v_1 = Strömung vor der Stenose
  A_2 = Querschnittsfläche in der Stenose
  v_2 = Querschnittsfläche in der Stenose

  – Aus der dopplersonographischen Bestimmung der Geschwindigkeiten in und vor bzw. nach einer Stenose mittels Ableitung des Frequenzzeitspektrums (VTI) läßt sich bei bekannter Querschnittsfläche vor der Stenose, der Stenosegrad und die Öffnungsfläche der Stenose bestimmen.
➤ **Berechnung der Aortenklappenöffnungsfläche:**
  – Ableitung des prästenotischen ($VTI_{prä}$) und intrastenotischen (VTI_{intra}) Geschwindigkeitzeitintegrals und Planimetrie des Infundibulums (F_{inf}):

$$\text{Öffnungsfläche} = \frac{VTI_{prä}}{VTI_{intra}} \cdot F_{Inf} \quad [\text{cm}^2] \qquad (\text{Gl. } 15)$$

  – Nachteilig ist die schwierig durchführbare Planimetrie des Infundibulums.

Hämodynamik

> **Relativer Stenosegrad einer Aortenklappenstenose:**
>   – Bestimmung des prästenotischen ($\text{VTI}_{\text{prä}}$) und intrastenotischen ($\text{VTI}_{\text{intra}}$) Geschwindigkeitzeitintegrals:

$$\text{Relativer Stenosegrad} = 1 - \frac{\text{VTI}_{\text{prä}}}{\text{VTI}_{\text{intra}}} \cdot 100 \quad [\%] \qquad (\text{Gl. 16})$$

>   – *Relevante Stenose:* Werte über 75% zeigen eine relevante Stenose an.
>   – Gute Korrelation mit invasiven Messungen.
>   – Keine Abhängigkeit von Begleitvitien.
>   – Gute Reproduzierbarkeit unabhängig vom aktuellen Herzzeitvolumen und der Herzfrequenz.
>
> **Aortenklappenöffnungsfläche bei invasiv ermitteltem Schlagvolumen:**
>   – Bestimmung des Schlagvolumens mittels Rechtsherzkatheter.
>   – Simultane dopplerechokardiographische Ableitung des Frequenzzeitspektrums über der Aortenklappe ($\text{VTI}_{\text{aorta}}$).
>   – *Berechnung* der Aortenklappenöffnungsfläche nach der Formel:

$$\text{Aortenklappenöffnungsfläche} = \frac{\text{Schlagvolumen}}{\text{VTI}_{\text{aorta}}} \quad [\text{cm}^2] \qquad (\text{Gl. 17})$$

> **Mitralklappenöffnungsfläche nach der Kontinuitätsgleichung:**
>   – Ableitung des Geschwindigkeitzeitintegrals über der Mitralklappe (VTI_{mit}) sowie Bestimmung des Schlagvolumens über der Aortenklappe (SV_{aorta}).
>   – *Berechnung* der Mitralklappenöffnungsfläche nach der Formel:

$$\text{Mitralklappenöffnungsfläche} = \frac{\text{SV}_{\text{aorta}}}{\text{VTI}_{\text{mit}}} \quad [\text{cm}^2] \qquad (\text{Gl. 18})$$

>   – Bei dopplerechokardiographischer Ermittlung des Schlagvolumens gelten die auf Seite ■ genannten methodischen Grenzen.
>   – Nicht anwendbar bei relevanten Aortenklappenvitien oder begleitender höhergradiger Mitralklappeninsuffizienz.
>
> **Mitralklappenöffnungsfläche bei invasiv ermitteltem Schlagvolumen:**
>   – Ermittlung des Schlagvolumens durch Rechtsherzkatheter.
>   – Berechnung der Mitralklappenöffnungsfläche analog der o. g. Gleichung.
>   – Das Verfahren kann auch bei höhergradiger Aortenklappeninsuffizienz angewendet werden.
>   – Eine relevante Mitralklappeninsuffizienz führt zur Unterschätzung der Mitralklappenöffnungsfläche.

Vorteile der TEE

➤ **Anatomisch:** Darstellung der dorsalen Herzabschnitte (linker Vorhof, interatriales Septum, linkes und rechtes Vorhofohr, Aorta thoracalis). Die Vorhofohren sind im TEE mit hoher Detailauflösung darstellbar. Keine Überlagerung von Knochen oder Lungenanteilen.
➤ **Physikalisch:** Bessere Auflösung durch Verwendung höherfrequenter Schallköpfe (in der Regel 5 MHz) mit besserer Darstellbarkeit von Klappenstrukturen.

Nachteile der TEE

➤ **Technisch:** Invasive Untersuchung, mit der Gastroskopie vergleichbar.
➤ **Anatomisch:** Die Doppler-Messung in der linksventrikulären Ausstrombahn zur Bestimmung des Doppler-Shifts über der Aortenklappe ist auch im multiplanen TEE nur mit erheblichem Winkelfehler möglich. Die Herzspitze kann nur im multiplanen TEE ausreichend genau dargestellt werden.

Indikationen

➤ Nachweis einer kardialen Emboliequelle bei arterieller Embolie.
➤ **Offenes Foramen ovale und Vorhofseptumdefekt:** Farbdopplersonographische Darstellung des Shunts, Dokumentation des Übertritts von Echokontrastmitteln bei intrathorakaler Druckerhöhung (Hustenstoß) bei Verdacht auf paradoxe Embolie.
➤ Aneurysma dissecans aortae.
➤ Paraaortale thorakale Raumforderungen.
➤ Verdacht auf Sehnenfadenabriß.
➤ Verdacht auf Vorhofmyxom oder andere kardiale Raumforderungen.
➤ Verdacht auf rupturiertes Sinus-Valsalvae-Aneurysma.
➤ **Endokarditis:**
  – Diagnose und Verlaufskontrolle.
  – Endokarditis mit Abszeßbildung.
➤ Genauere Quantifizierung einer Mitral- und Aorteninsuffizienz.
➤ Beurteilung der segmentalen Kontraktilität des linken Ventrikels.
➤ Beurteilung der Klappenmorphologie präoperativ vor Klappenersatz.
➤ Paravalvuläres Leck nach Klappenersatz.
➤ Schlechte transthorakale Schallbedingungen (Adipositas permagna, beatmete Patienten, ausgeprägtes Emphysem).
➤ Kontrolle bei Ballonvalvuloplastie der Mitralklappe.

Kontraindikationen zur TEE

➤ Bekannte Ösophagusvarizen bzw. fortgeschrittene Lebererkrankung.
➤ Kurz zurückliegende Magen-/Ösophagusoperation.
➤ Ösophagustumoren.

Transösophageale Echokardiographie (TEE)

TEE-Typen

➤ **Monoplan:** Üblich sind rotierende, mechanische oder elektronische Schallköpfe; die Abbildungsebene verläuft im rechten Winkel zur Ösophaguslängsachse und ist im geringen Umfang durch Anwinkeln des Schallkopfes variabel (transversale Schnittebene, Abb. 137).

➤ **Monoplan mit Endoskopiemöglichkeit:** Die Schnittebene kann bei elektronischen Schallköpfen auch parallel zur Längsache des Gerätes angeordnet sein, diese Geräte finden überwiegend in der Endosonographie des oberen Gastrointestinaltrakts Verwendung (longitudinale Schnittebene, Abb. 138).

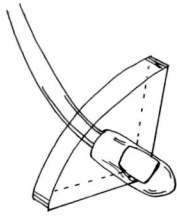

Abb. 137 Monoplane TEE; transversale Ebene.

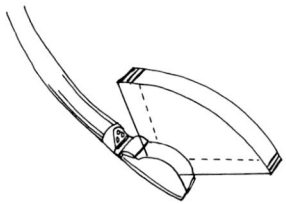

Abb. 138 Endosonographische, longitudinale Ebene.

➤ **Biplan**: Im Instrumentenkopf sind 2 separate Schallköpfe integriert, deren Schnittebenen im rechten Winkel zueinander stehen. Durch Anwinkeln des Schallkopfes kann (fast) jede Schnittebene durch das Herz eingestellt werden (transversale und longitudinale Schnittebene, Abb. 139).

➤ **Multiplan:** Das im Gerätekopf integrierte Schallelement kann durch Rotation in jede gewünschte Position gebracht werden und gestattet die stufenlose Einstellung sämtlicher Ebenen zwischen der longitudinalen und transversalen Ebene (Abb. 140). Diese Technik bietet insbesondere bei der Beurteilung der Vorhofohren, des Mitralklappenrings, bei Klappenprothesendysfunktionen sowie bei en-

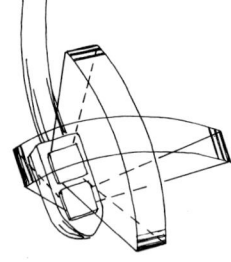

Abb. 139 Biplane TEE.

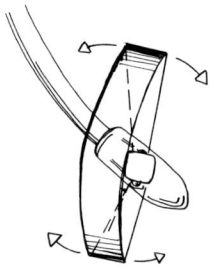

Abb. 140 Multiplane TEE.

dokarditischen Appositionen große Vorteile. Die Lage des Schallwandlers quer zur Längsachse des Gerätes wird durch eine optische Anzeige verdeutlicht. Eine Angulation des Gerätekopfes zur Optimierung der Schallebenen wie bei mono- oder biplanen Geräten, die häufig als unangenehm empfunden wird, entfällt.

Durchführung: Vorbereitung des Patienten

➤ Bei bekannten bzw. vermuteten Erkrankungen des oberen Gastrointestinaltraktes (Tumoren, Divertikel, Varizen) ist vor der Durchführung einer TEE eine Ösophagogastroskopie durchzuführen.
➤ **Endokarditisprophylaxe:**
  – *Mäßiges Endokarditisrisiko* (angeborene Herzfehler wie VSD, Aortenstenose, Ductus arteriosus, Fallot-Tetralogie, systemisch-pulmonale Shunts, alle erworbenen rheumatischen und nichtrheumatischen Vitien): 2 g Amoxicillin i. v. $\frac{1}{2}$ Stunde vor TEE als Einzeldosis; bei Penicillinallergie 600 mg Clindamycin i. v. $\frac{1}{2}$ Stunde vor TEE als Einzeldosis.
  – *Hohes Endokarditisrisiko* (Klappenersatz, Zustand nach bakterieller Endokarditis): 2 g Ampicillin i. v. + 80 mg Gentamycin i. v. $\frac{1}{2}$ Stunde vor und 6 Stunden nach TEE als zweimalige Gabe; bei Penicillinunverträglichkeit 1 g Vancomycin i. v. $\frac{1}{2}$ Stunde vor und 6 Stunden nach TEE.
➤ Quickwert sollte < 3 INR sein.
➤ Bei elektiven Untersuchungen ist der Patient 24 Stunden vorher mit schriftlicher Einverständnis aufzuklären.
➤ Die Untersuchung erfolgt nüchtern bzw. nach mindestens 6stündiger Nahrungskarenz.
➤ **Sicherheitsvorkehrungen:**
  1. Patient erhält *Venenverweilkanüle.*
  2. Anlage einer *EKG*-Ableitung.
  3. *Griffbereit müssen sein:*
     • Notfallmedikamente (Atropin, Xylocain, Adrenalin).
     • Beatmungsbeutel und Intubationsbesteck.
     • Defibrillator.
➤ Zahnprothesen sind zu entfernen.
➤ **Prämedikation:** Meistens ist die Rachenanästhesie mit Lidocainspray völlig ausreichend.
➤ Bei Intoleranz kann der Patient sediert werden (zum Beispiel 2,5 – 5 mg Midazolam i. v.).
➤ Lagerung in Linksseitenlage zur Vermeidung von Aspiration bei Salivation.

Vorbereitung und Einführung des Instruments

➤ Die Sonden müssen vor Gebrauch in einer handelsüblichen Lösung desinfiziert worden sein; die Desinfektionsdauer richtet sich nach der Art der Desinfektionslösung.
➤ Vor unmittelbarem Gebrauch sollten Desinfektionsreste abgespült werden.
➤ Vor Einführung des Gerätes sollte die Funktionsfähigkeit kurz überprüft werden.
➤ Über einen Beißring wird die angewinkelte Sonde bis vor den Ösophagus eingeführt und anschließend der Patient aufgefordert, zu schlucken.
➤ Plazierungsversuche bei Würgereiz sind zwecklos. Kein Vorschub gegen Widerstand; die Sondenspitze könnte im Bereich des Recessus piriformis liegen.

Transösophageale Echokardiographie (TEE)

➤ Zeige- und Mittelfinger werden bis zum Zungengrund eingeführt und bilden eine Schiene, durch deren Mitte der Sondenkopf dirigiert werden kann.
➤ Auf eine korrekte Lage des Beißrings ist zu achten. Im Handel sind Beißringe erhältlich, die durch einen Gummizügel in Position gehalten werden.
➤ Bei intubierten Patienten kann die Anwendung einer Magillzange hilfreich sein. Man sollte die Branchen vorher mit Heftpflaster umwickeln, um eine Beschädigung des Kunststoffmantels der Sonde zu vermeiden.

Nachbereitung

➤ Nach der Untersuchung wird die Sonde mechanisch mit einem handelsüblichen Detergenz gereinigt. Die Sonde sollte nicht mit alkoholhaltigen Desinfektionsmitteln gereinigt werden, da sonst der Kunststoffmantel Schaden nehmen kann.
➤ Die meisten TEE-Sonden sind geschlossene Systeme ohne Arbeitskanäle, so daß ein aufwendiges Säubern der Kanäle mittels Druckluft entfällt.
➤ Desinfektion des Instruments in einer handelsüblichen Lösung; die Dauer richtet sich nach der Art der Desinfektionslösung.
➤ Der Patient muß darauf aufmerksam gemacht werden, nach der Untersuchung aufgrund der Aspirationsgefahr nach Rachenanästhesie noch mindestens 2 Stunden nüchtern zu bleiben.

Standard-Untersuchungsablauf bei Verwendung einer monoplanen Sonde

➤ Die Sonde wird bis in den Magenfundus eingeführt, durch Anwinkeln und vorsichtigen Rückzug kommen die **distalen Ventrikelanteile** in Höhe der Papillarmuskeln zur Darstellung (Abb. 141 – 143).

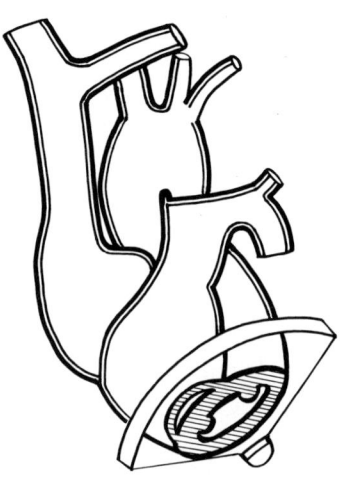

Abb. 141   Topographie der distalen transgastrischen Schnittebene.

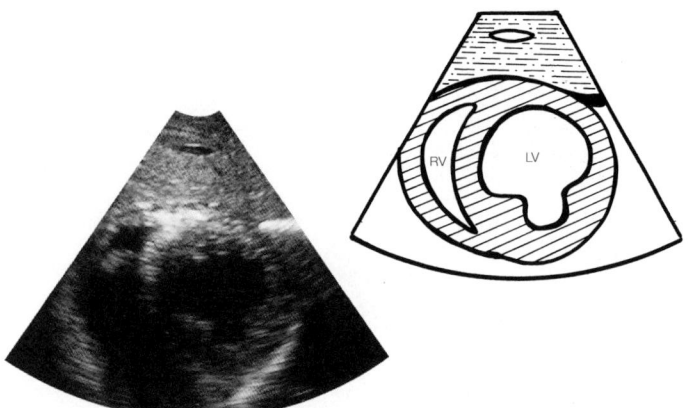

Abb. 142 und 143   Normalbefund der distalen transgastrischen Schnittebene.

Transösophageale Echokardiographie (TEE)

➤ Nach kurzem Rückzug kommen die **proximalen Ventrikelanteile** zur Darstellung (Abb. 144 – 146).

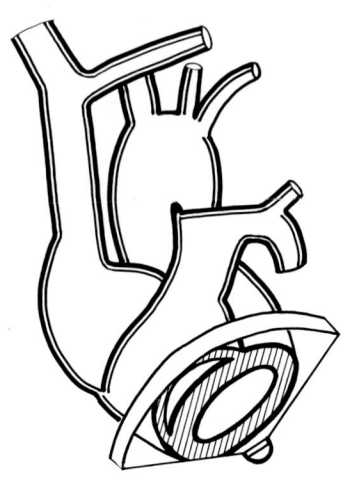

Abb. 144   Topographie der proximalen transgastrischen Schnittebene.

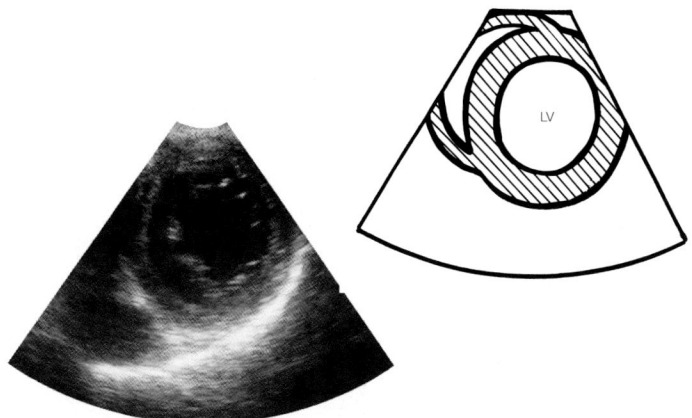

Abb. 145 und 146   Normalbefund der proximalen transgastrischen Schnittebene.

➤ Die nächste Ebene kommt nach Passage der Kardia zur Darstellung. Im Bereich der Kardia bestehen häufig Überlagerungen. Folgende **Standardeinstellungen** sind aufzusuchen:
  – Linker Vorhof in proximaler Bildmitte mit Darstellung der Mitralklappe, der linksventrikulären Ausstrombahn und des interventrikulären Septums (Abb. 147 – 149).

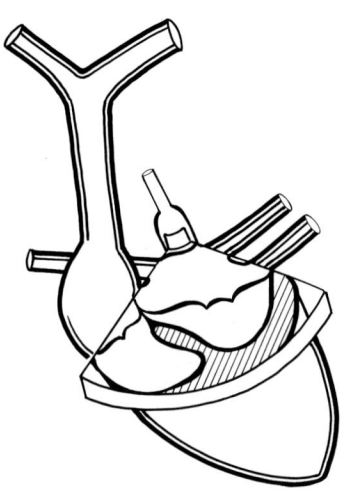

Abb. 147   Topographie transösophagealer Ventrikellängsschnitt.

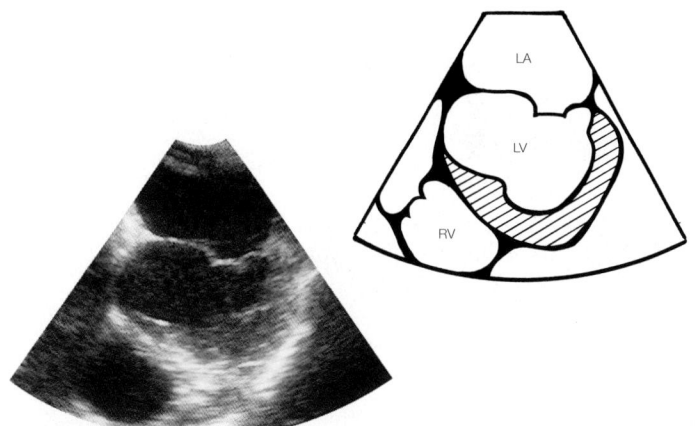

Abb. 148 und 149   Normalbefund transösophagealer Ventrikellängsschnitt.

Transösophageale Echokardiographie (TEE)

– Drehung des Schallkopfes gegen den Uhrzeigersinn: Linker Vorhof in proximaler Bildmitte mit Darstellung des linken Herzohres und des Hauptstammes (Abb. 150 – 152).

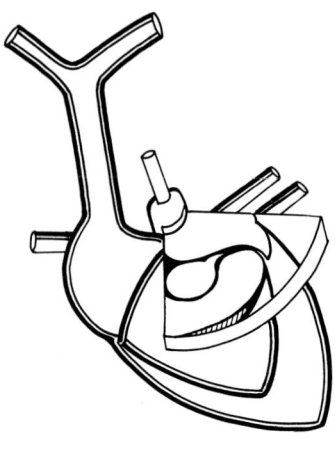

Abb. 150　Topographie transösophagealer Vorhofquerschnitt.

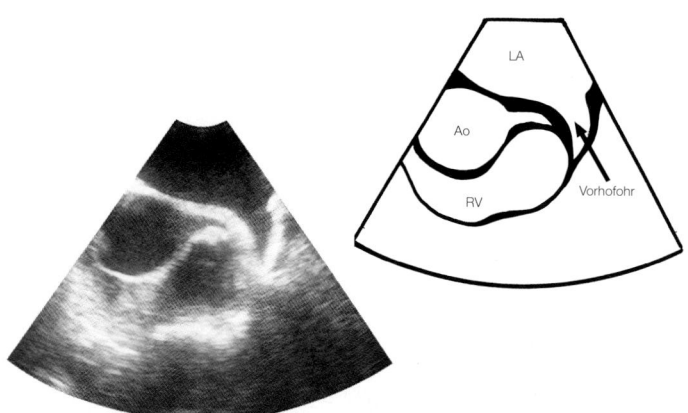

Abb. 151 und 152　Normalbefund transösophagealer Vorhofquerschnitt.

– Drehung des Schallkopfes nach median: Linksventrikuläre Ausstrombahn in Bildmitte, tangentiale Darstellung der Aortenklappensegel (Abb. 153 – 155).

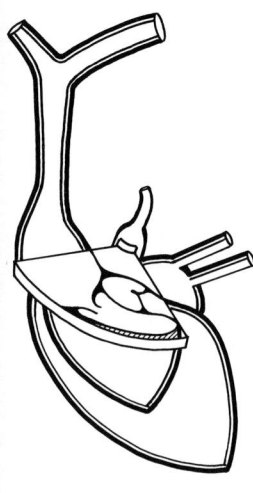

Abb. 153   Topographie Aortenklappenlängs-schnitt.

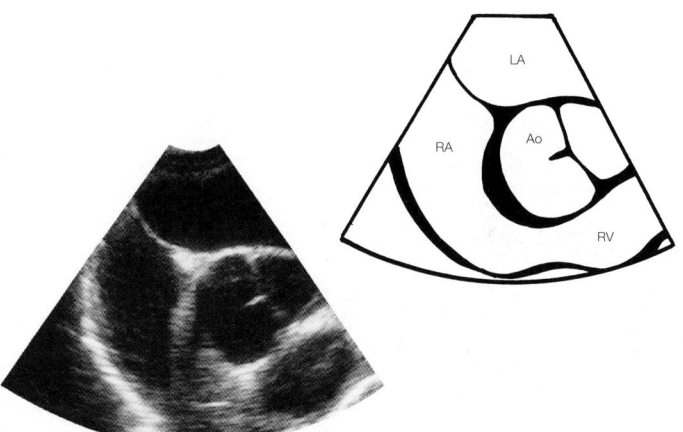

Abb. 154 und 155   Normalbefund Aortenklappenlängsschnitt.

Transösophageale Echokardiographie (TEE)

- Drehung des Schallkopfes im Uhrzeigersinn: Rechter Vorhof mit Darstellung der Trikuspidalklappe (Abb. 156–158).

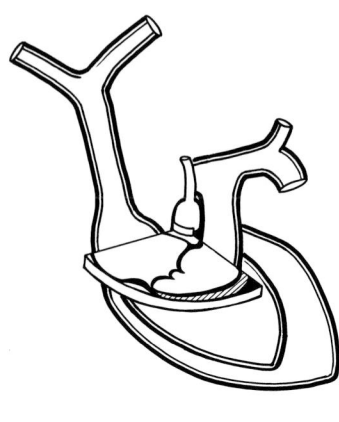

Abb. 156 Topographie Längsschnitt rechter Vorhof/Trikuspidalklappe.

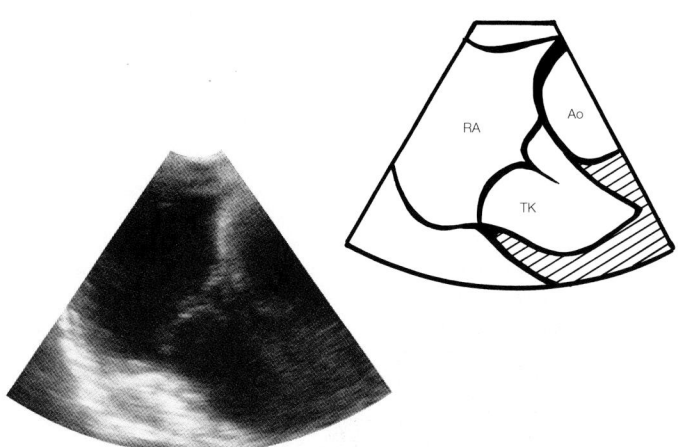

Abb. 157 und 158 Normalbefund Längsschnitt rechter Vorhof/Trikuspidalklappe.

➤ Nach kurzem Rückzug ist die Aortenklappe in der Bildmitte einzustellen und zu analysieren (Abb. 159 – 161).

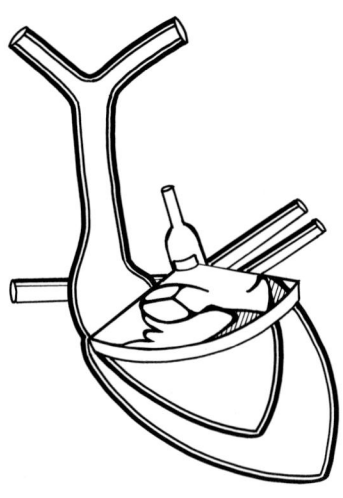

Abb. 159   Topographie Aortenklappenquerschnitt.

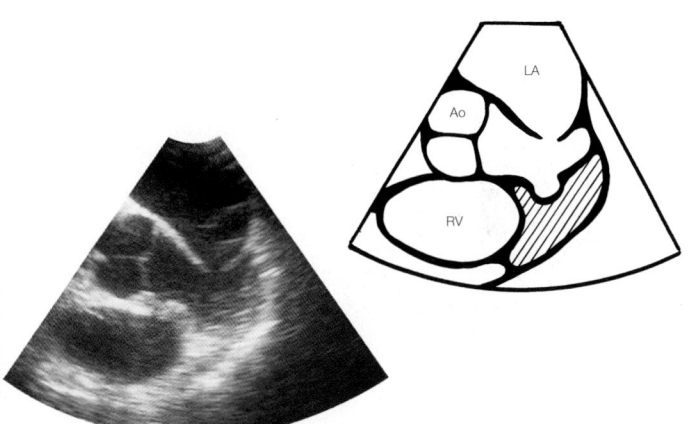

Abb. 160 und 161   Normalbefund Aortenklappenquerschnitt.

Transösophageale Echokardiographie (TEE)

➤ Weiterer Rückzug ermöglicht die Darstellung der Pulmonalarterienverzweigung linkslateral der Aorta ascendens (Abb. 162–164).

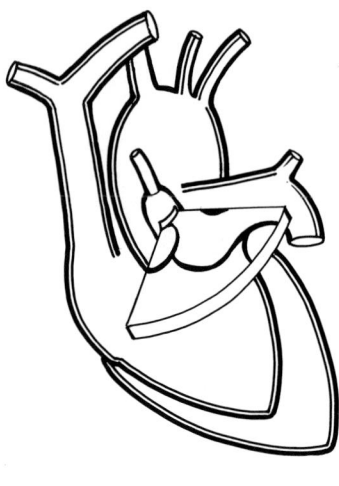

Abb. 162 Topographie Pulmonalarterienverzweigung.

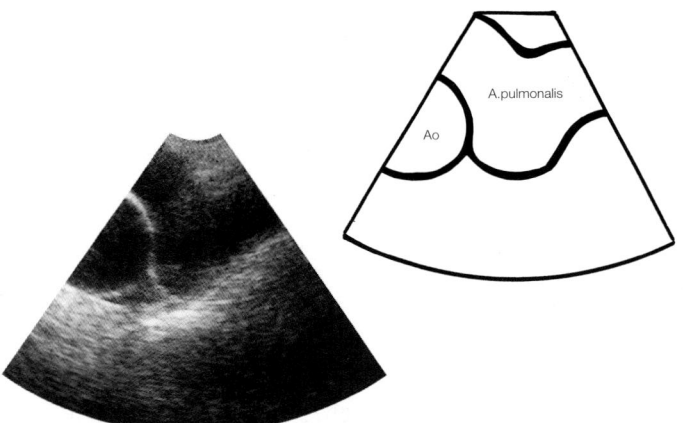

Abb. 163 und 164 Normalbefund Pulmonalarterienverzweigung.

➤ Infolge Überlagerung durch die Trachealbifurkation ist über eine Wegstrecke von ca. 2 cm keine Abbildung möglich. Weiterer Rückzug ermöglicht die Sicht auf die distale Aorta ascendens und den Aortenbogen (Abb. 165 und 166).
➤ Abschließend wird das Gerät um etwa 180° gedreht, die Aorta descendens fokussiert und bis in Höhe des Magenfundus verfolgt (Abb. 167 und 168).

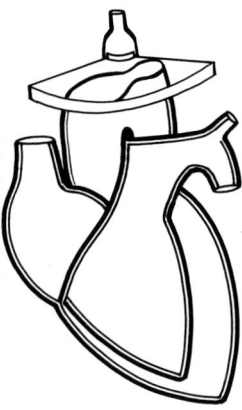

Abb. 165 Topographie Aortenbogenlängsschnitt.

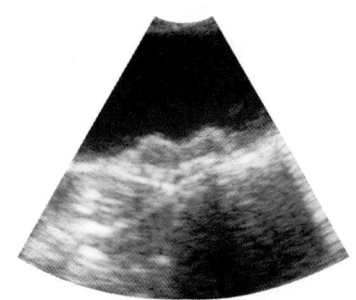

Abb. 166 Normalbefund Aortenbogenlängsschnitt.

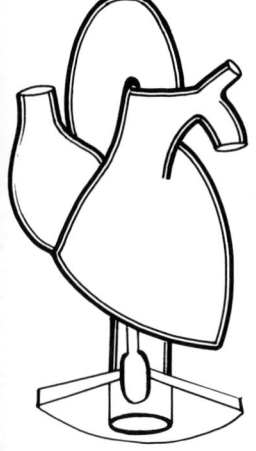

Abb. 167 Topographie Querschnitt Aorta descendens.

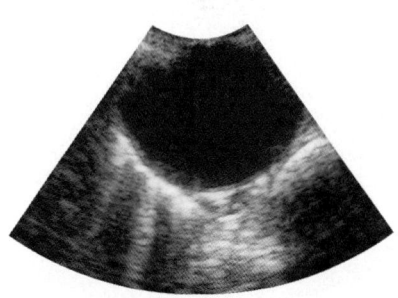

Abb. 168 Normalbefund Aorta descendens.

Transösophageale Echokardiographie (TEE)

Standarduntersuchung unter Verwendung einer biplanen bzw. multiplanen Sonde

➤ Im transösophagealen Längsschnitt stellt sich der linke Vorhof sowie der linke Ventrikel dar (Abb. 169–171).

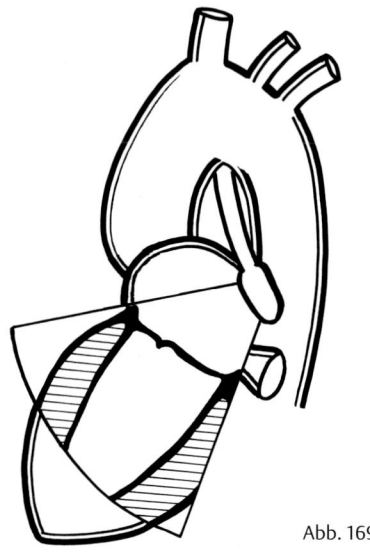

Abb. 169   Topographie Ventrikellängsschnitt.

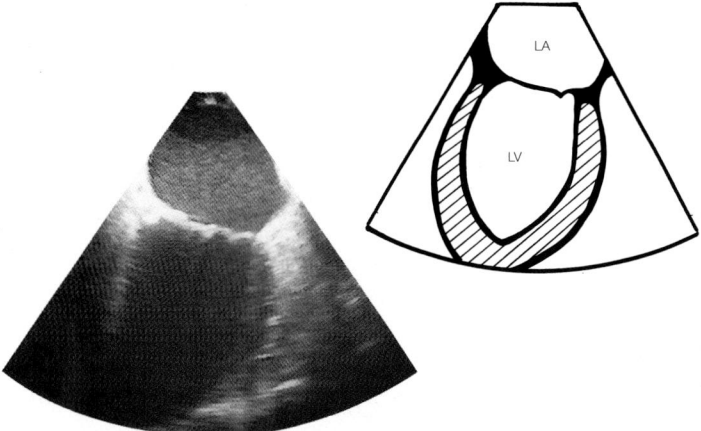

Abb. 170 und 171   Normalbefund Ventrikellängsschnitt.

➤ Nach kurzem Rückzug und Angulation zeigt sich das linke Vorhofohr mit ventrikelwärts gelegenen Koronargefäßen (Abb. 172–174).

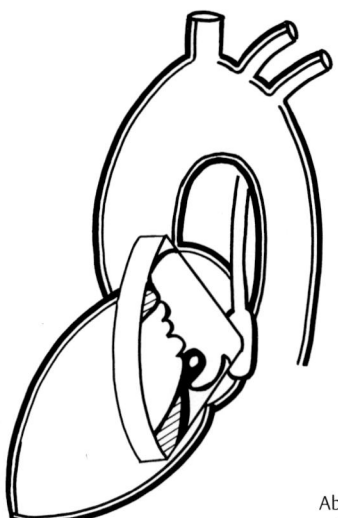

Abb. 172 Topographie Vorhoflängsschnitt mit Vorhofohr.

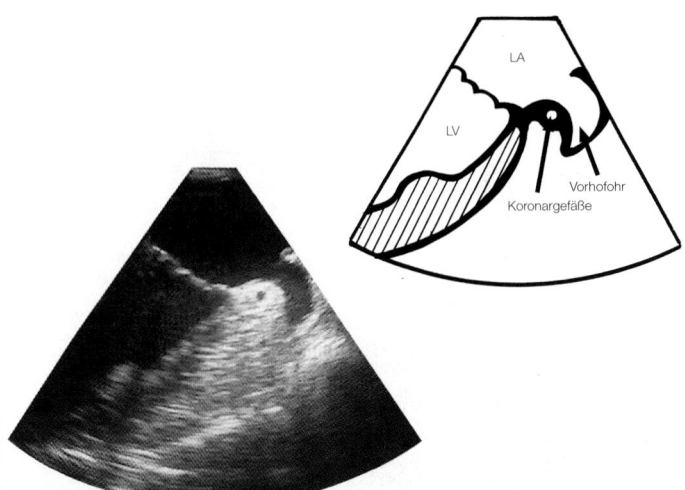

Abb. 173 und 174 Normalbefund Vorhoflängsschnitt mit Vorhofohr.

Transösophageale Echokardiographie (TEE)

➤ Mit Rotation des Schallkopfes nach rechts kommen auch die rechtskardialen Anteile zur Darstellung: 4-Kammerblick (Abb. 175 – 177).

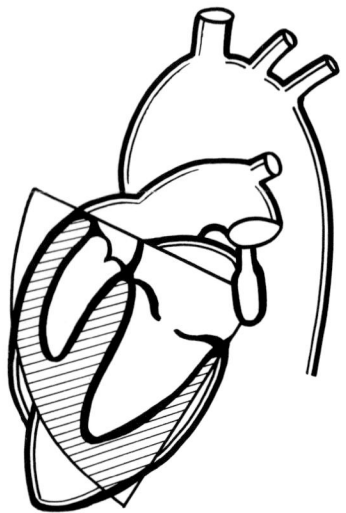

Abb. 175   Topographie 4-Kammerblick.

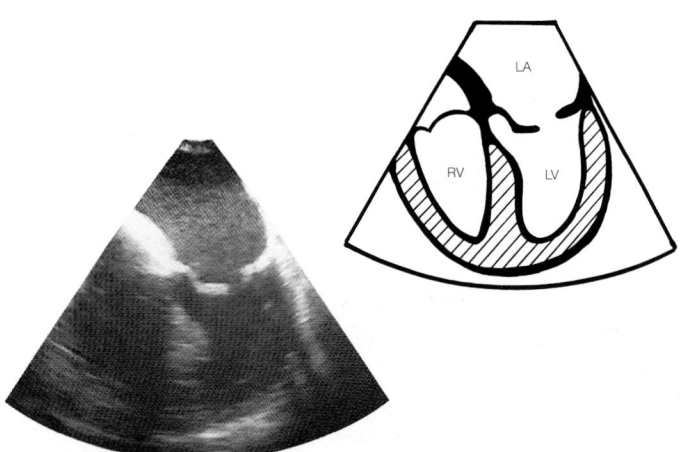

Abb. 176 und 177   Normalbefund 4-Kammerblick.

➤ Die longitudinale Ebene in dieser Höhe zeigt einen Schrägschnitt durch die aortale Ausstrombahn und einen Längsschnitt durch die pulmonale Ausstrombahn (Abb. 178–180).

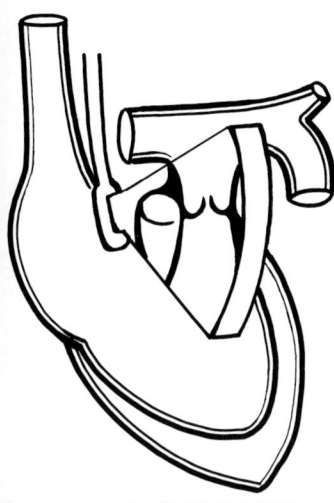

Abb. 178   Topographie pulmonale Ausstrombahn im Längsschnitt.

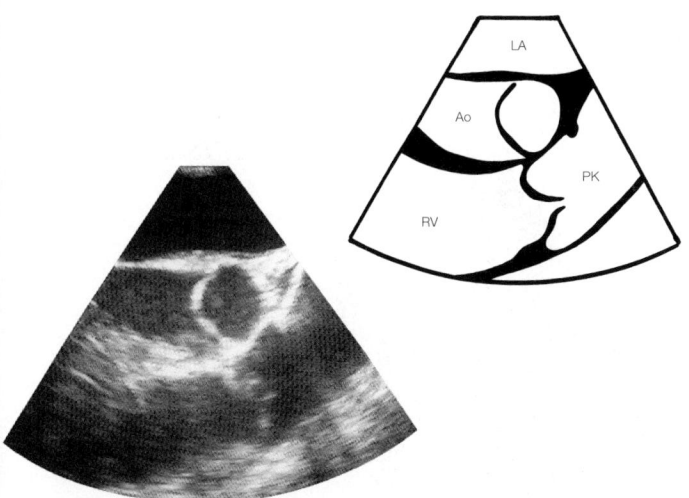

Abb. 179 und 180   Normalbefund pulmonale Ausstrombahn im Längsschnitt.

Transösophageale Echokardiographie (TEE)

➤ Zwischen der longitudinalen und transversalen Ebene läßt sich ein guter Überblick über den rechtsventrikulären Ein- und Ausstromtrakt gewinnen; die Aortenklappenöffnung läßt sich planimetrieren (Abb. 181 – 183).

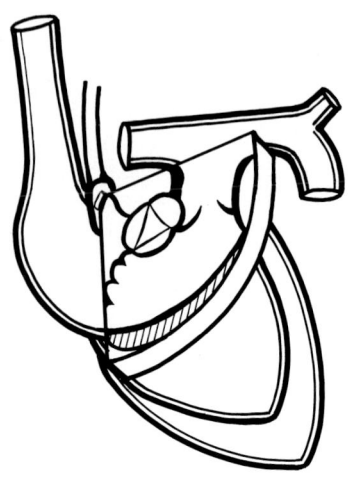

Abb. 181   Topographie Aortenklappenquerschnitt und rechter Ventrikel.

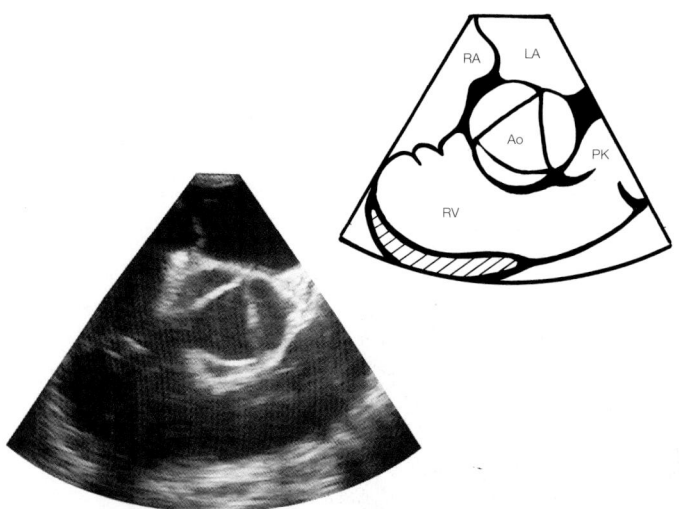

Abb. 182 und 183   Normalbefund Aortenklappenquerschnitt und rechter Ventrikel.

> Nach kurzem Rückzug blickt man auf die Koronarsinus mit Abgängen der rechten und linken Koronararterie (Abb. 184–186).

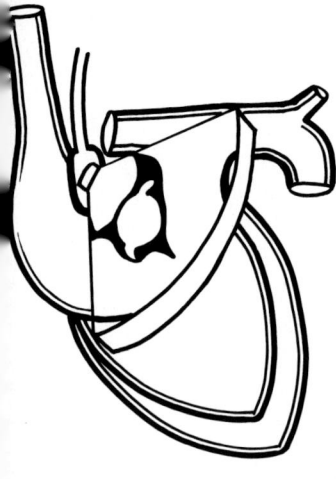

Abb. 184 Topographie Koronarsinus mit Koronararterien.

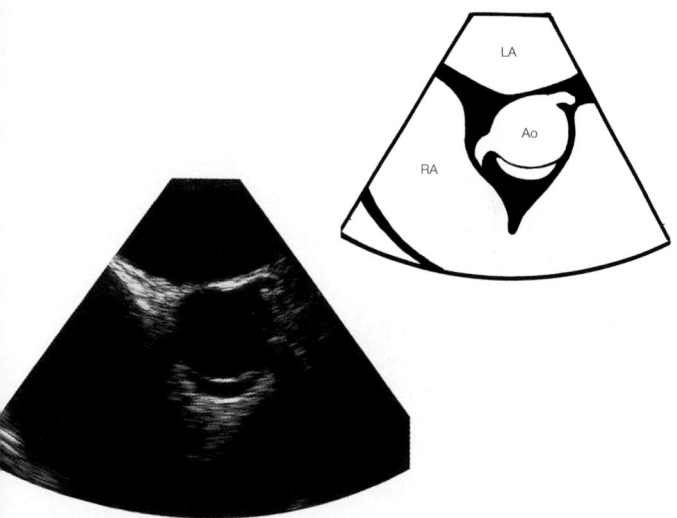

Abb. 185 und 186 Normalbefund Koronarsinus mit Koronararterien.

Transösophageale Echokardiographie (TEE)

➤ Weitere Rotation des Schallkopfes um 90° zeigt einen Längsschnitt durch die aortale Ausstrombahn (Abb. 187 – 189).

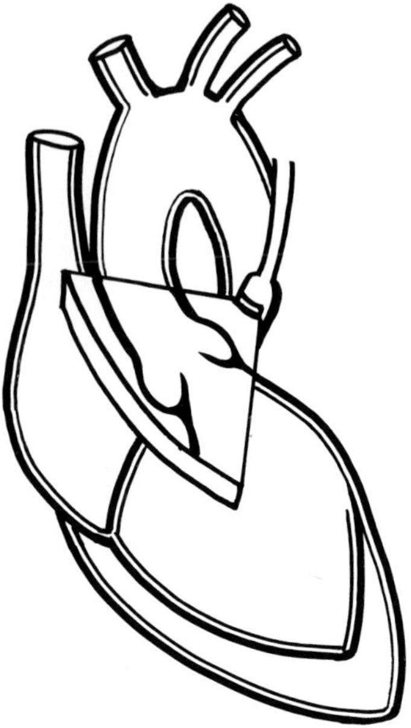

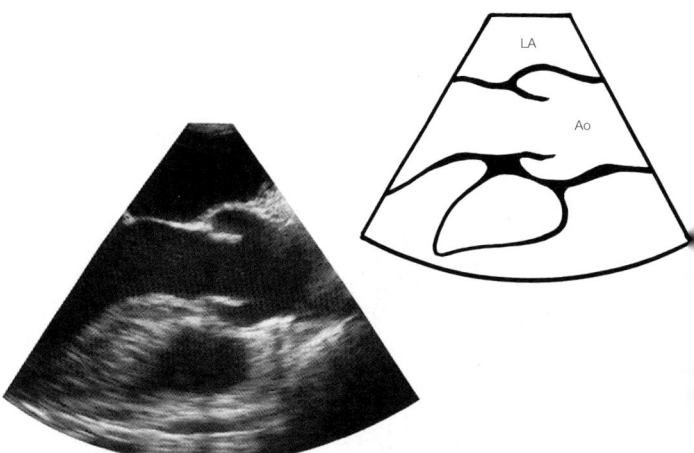

Abb. 187 Topographie aortale Ausstrombahn im Längsschnitt.

Abb. 188 und 189 Normalbefund aortale Ausstrombahn im Längsschnitt.

➤ Anschließend Drehung des Gerätes um 180° und Einstellung der Längsachse der Aorta descendens (Abb. 190 – 192).

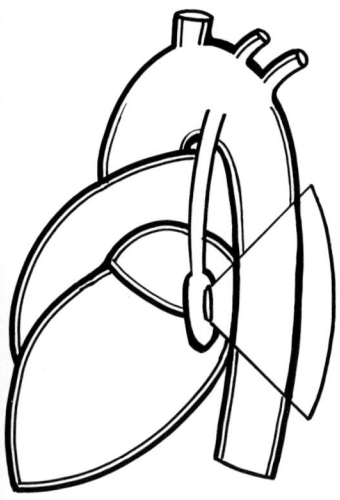

Abb. 190   Topographie Aorta descendens im Längsschnitt.

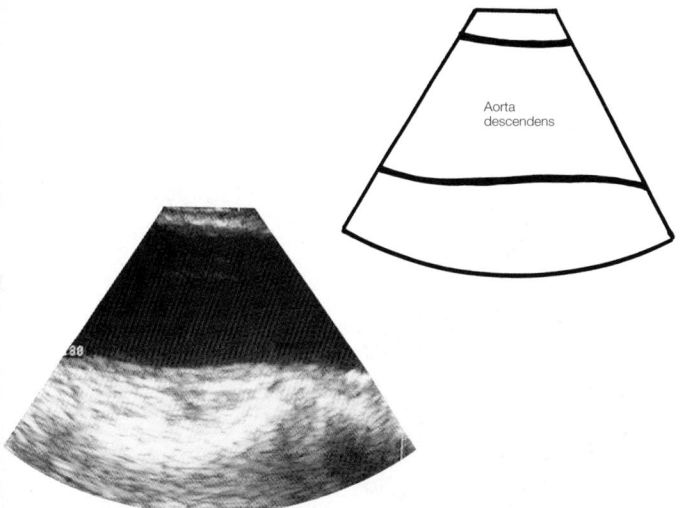

Abb. 191 und 192   Normalbefund Aorta descendens im Längsschnitt.

Transösophageale Echokardiographie (TEE)

➤ Die transversale Ebene zeigt den Querschnitt der Aorta descendens (Abb. 193 – 195).

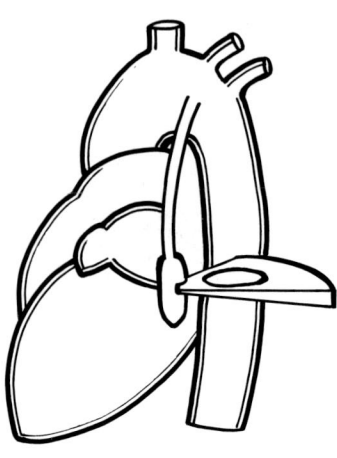

Abb. 193   Topographie Aorta descendens im Querschnitt.

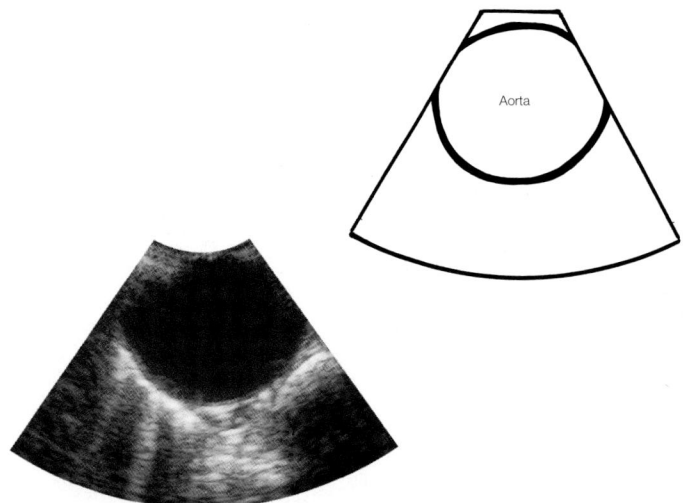

Abb. 194 und 195   Normalbefund Aorta descendens im Querschnitt.

MS im B-Bild

➤ Minimale Separation der Klappensegel.
➤ Sklerose der Mitralklappensegel mit dorsaler Schallauslöschung hinter stark kalzifizierten Abschnitten (Abb. 196 und 197).

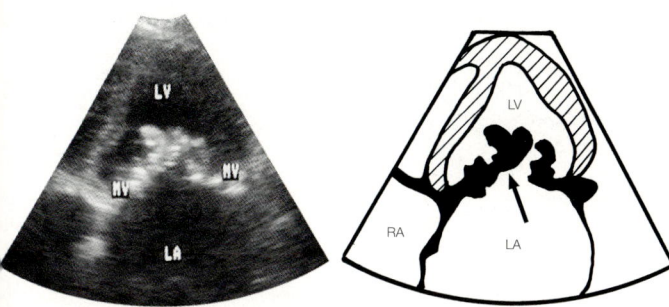

Abb. 196 und 197   Ausgeprägte Sklerose der Mitralklappensegel.

➤ Bei Verlötung der Kommissuren kann die Klappensklerose nur gering ausgeprägt sein, meist besteht ein typisches Doming der Mitralsegel (Abb. 198 und 199).

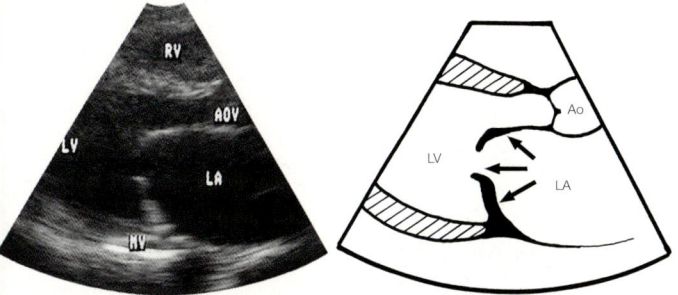

Abb. 198 und 199   Doming der Mitralsegel bei Mitralstenose.

Mitralstenose (MS)

➤ Planimetrie der Klappenöffnungsfläche in der parasternalen kurzen Achse (Abb. 200 und 201).
➤ Auf begleitende Komplikationen (Vorhofthrombus) achten.

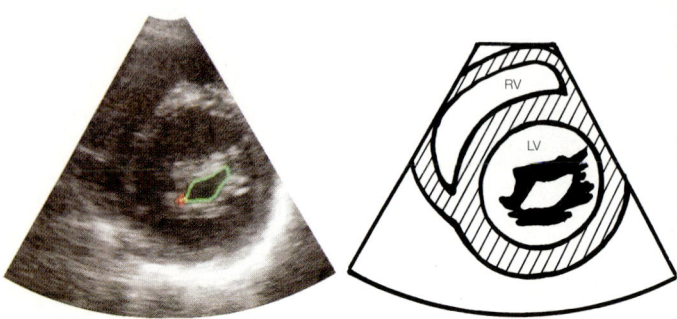

Abb. 200 und 201   Planimetrie der Mitralklappenöffnungsfläche in der parasternalen kurzen Achse.

MS im M-Mode

➤ Verminderung der Rückstellgeschwindigkeit des vorderen Mitralsegels (sog. EF-Slope, Abb. 202 und 203). Normaler EF-Slope: 70 – 170 mm/s. Bei einem EF-Slope von < 10 mm besteht meist eine schwere Mitralstenose (Differentialdiagnose S. 45).
➤ Diastolische Anteriorbewegung des hinteren Mitralsegels.
➤ Verbreiterte Klappenreflexe als Ausdruck der verdickten Segel.
➤ In der Regel verminderte DE-Strecke (Differentialdiagnose S. 44).

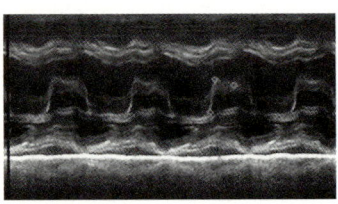
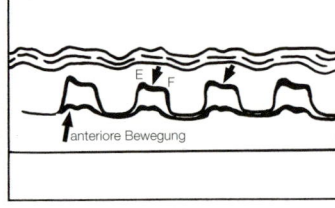

Abb. 202 und 203   Abgeflachter EF-Slope bei Mitralstenose.

MS im Doppler

➤ Transmitrale Positionierung des CW-Meßstrahls im apikalen 4-Kammerblick.
➤ Darstellung der verzögerten frühdiastolischen Abfalls der E-Welle; rechnergestützte Bestimmung des Integrals des transmitralen Einstroms; Berechnung des
mittleren und maximalen Druckgradienten. Bei einem mittleren Druckgradienten (Abb. 204) über > 7 mmHg ist eine relevante Stenose anzunehmen.
➤ **Klappenöffnungsfläche nach der Druckabfallhalbwertszeit** (PHT, Abb. 205):
Anlage der Meßpunkte an der abfallenden E-Welle (theoretisch kann die Messung tangential an jedem Abschnitt der dezelerierenden E-Welle erfolgen, prak-
tisch sollte man vom Gipfel der E-Welle ausgehen. Die PHT wird durch viele Faktoren beeinflußt und sollte daher nicht überbewertet werden).

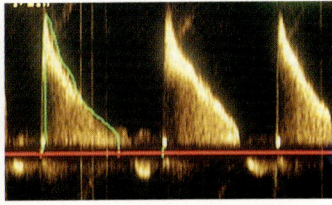

Abb. 204   Rechnergestützte Berechnung des mittleren und maximalen
Gradienten.

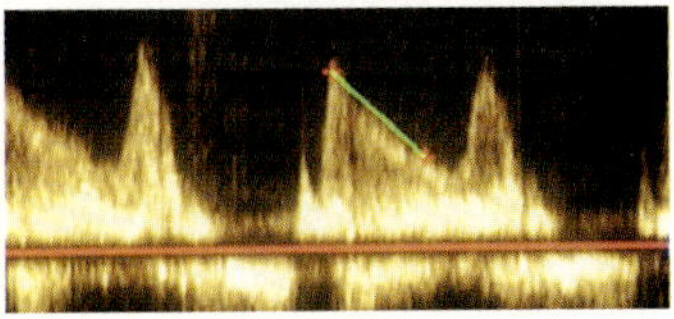

Abb. 205   Bestimmung der Druckabfallhalbwertszeit einer Mitralstenose.

➤ Die **Klappenöffnungsfläche** kann analog der Kontinuitätsgleichung bestimmt
werden (siehe Hämodynamik, S. 62):

$$MÖF = \frac{SV}{VTI} \quad [cm^2]$$

MÖF = Mitralklappenöffnungsfläche
SV = Schlagvolumen
VTI = Geschwindigkeitszeitintegral der Mitralklappe

Beispiel: Geschwindigkeitszeitintegral (VTI) über der Mitralklappe = 50 cm,
Schlagvolumen (siehe Hämodynamik, S. 56) = 75 cm³, Mitralklappenöffnungsfläche = 1,5 cm². Bei hochgradiger Mitralinsuffizienz wird die Öffnungsfläche zu
klein berechnet.

MS im Farbdoppler

➤ Die Flußbeschleunigung des transmitralen Einstroms ist im proximalen Ventrikelabschnitt darstellbar (häufig Farbumschlag aufgrund Aliasing, Abb. 206 und 207).

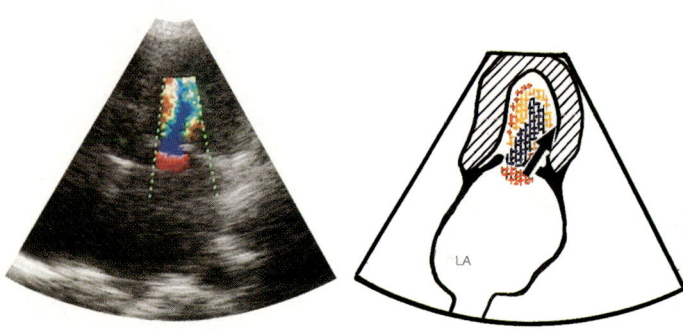

Abb. 206 und 207   Mitralstenose im Farbdoppler.

➤ Im **Color-M-Mode** ist der zeitliche Verlauf des beschleunigten Einstroms über der Mitralklappe darstellbar (Abb. 208 und 209).

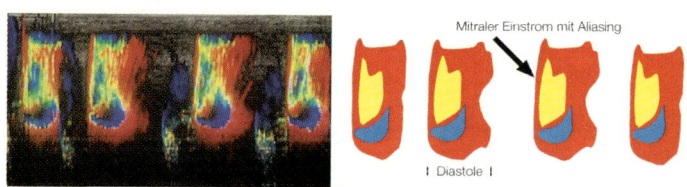

Abb. 208 und 209   Mitralstenose im Color-M-Mode.

➤ Begleitende Mitralinsuffizienzen sollten auch in der parasternalen langen Achse untersucht werden. Vom apikalen Fenster aus kann bei schwerer Klappensklerose der farbdopplersonographisch darstellbare Insuffizienzanteil aufgrund distaler Schallauslöschung unterschätzt werden.
➤ In der parasternalen kurzen Achse kann die farbdopplersonographische Darstellung des Stenoseflusses zur planimetrischen Quantifizierung hilfreich sein.

Beurteilung des Schweregrads

➤ Einbeziehung aller Meßwerte zur abschließenden Beurteilung.
➤ Zur Verlaufskontrolle sollten alle einzelnen Meßwerte detailliert dokumentiert werden.
➤ **Rangliste Validität:**
  1. Kontinuitätsgleichung mit invasiv ermitteltem Schlagvolumen.
  2. Bei guten Schallbedingungen: Planimetrie transthorakal.
  3. Kontinuitätsgleichung mit echokardiographisch ermitteltem Schlagvolumen.
  4. PHT-Methode.
➤ **Graduierung der Mitralstenose** nach Öffnungsfläche (Kontinuitätsgleichung, planimetrisch, PHT) sowie nach dem Mitteldruckgradienten (Tab. 2).

Tabelle 2   Graduierung der Mitralstenose

	Öffnungsfläche	Mitteldruckgradient
leichtgradige MS	$> 2\,cm^2$	$< 7\,mmHg$
mittelgradige MS	$1{,}0 - 1{,}9\,cm^2$	$7 - 15\,mmHg$
schwere MS	$< 1\,cm^2$	$> 15\,mmHg$

Beachte

➤ Bei schwerer Mitralstenose besteht infolge pulmonaler Hypertonie häufig eine Trikuspidalinsuffizienz (Bestimmung des rechtskardialen Spitzendrucks siehe Pulmonale Hypertonie, S. 148).
➤ Mindestens 5 Messungen der Druckgradienten und der Druckabfallhalbwertszeit mit Dokumentation sollten erfolgen, insbesondere bei absoluter Arrhythmie. In der Befundung kann der Mittelwert angegeben werden.
➤ Bei absoluter Arrhythmie sollte eine normfrequente Phase zur Messung des Mitteldruckgradienten und der PHT abgewartet werden.
➤ Der Druckgradient wird durch eine eingeschränkte linksventrikuläre Funktion unterschätzt, durch eine schwere Mitral- oder Aorteninsuffizienz überschätzt.
➤ Die PHT wird durch Herzfrequenz, Herzzeitvolumen, Volumenbelastung, Aorteninsuffizienz und diastolische Funktionsstörungen beeinflußt.
➤ Eine ausgeprägte Klappensklerose führt bei Planimetrie der Öffnungsfläche aufgrund der Grenzzonenreflexe meist zur Überschätzung des Stenosegrads.

Zusammenfassung

➤ Die qualitative und quantitative Diagnostik der Mitralstenose erfolgt im wesentlichen durch die Doppler-Echokardiographie. Planimetrische Bestimmungen der Öffnungsfläche im konventionellen Echokardiogramm können bei guten Schallbedingungen hilfreich sein. Die M-Mode-Veränderungen sind zur Quantifizierung nicht hinreichend geeignet.
➤ Der echokardiographische Befund muß nicht mit dem klinischen (NYHA-) Stadium übereinstimmen.

Mitralstenose (MS)

Prozedere

➤ **Links-Rechts-Herzkatheter** bei Verdacht auf das gleichzeitige Vorliegen einer koronaren Herzkrankheit.

➤ Bei länger bestehendem Vorhofflimmern und/oder vergrößertem linken Vorhof **transösophageales Echo** zur Frage der intrakavitären Thrombenbildung. Anschließend Entscheidung über die Indikation zur Antikoagulation (obligat bei Vorhofflimmern).

➤ **Endokarditisprophylaxe** bei allen zur Bakteriämie neigenden Eingriffen.

➤ **Überprüfung der Indikation zur Valvuloplastie oder prothetischen Klappenersatz** bei symptomatischer und/oder mindestens mittelgradiger MS. Entscheidend ist die Klappenmorphologie:

– *Nicht verdickte, wenig verkalkte gut bewegliche Mitralklappen* mit unauffälligen Sehnenfäden ohne wesentliche Insuffizienz eignen sich für eine Valvuloplastie.

– *Stark verkalkte, wenig bewegliche Klappen* mit verdickten Sehnenfäden sollten mittels Klappenersatz versorgt werden.

Verkalkter Mitralklappenring im B-Bild

➤ Sklerose (z. T. schattengebend) des Mitralringes, meist unter Einbeziehung des hinteren Mitralklappensegels.
➤ Öffnungsbewegung des hinteren Mitralklappensegels häufig vermindert oder völlig aufgehoben.
➤ Freier Rand des vorderen Mitralklappensegels meist sehr zart und mit regelrechter Öffnungsbewegung darstellbar (Abb. 210 und 211).

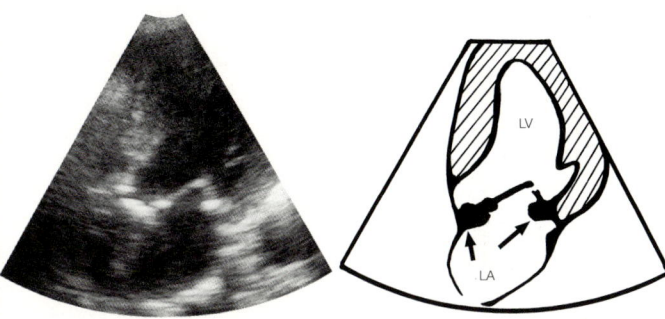

Abb. 210 und 211   Sklerose im Bereich des Mitralklappenrings.

Verkalkter Mitralklappenring im M-Mode

➤ Echodichtes Band im Bereich des Mitralklappenrings.
➤ Regelrechte Öffnungsbewegung des vorderen Mitralsegels.

Verkalkter Mitralklappenring im Doppler/Farbdoppler

➤ Regelrechter transmitraler Einstrom.
➤ Häufig (geringgradige) Mitralinsuffizienz darstellbar.

Zusammenfassung

➤ Sklerosierungen des Mitralrings können auf das hintere Segel übergreifen.
➤ Funktionell besteht meist nur eine geringe Mitralinsuffizienz, eine Stenosierung ist durch Doppler-Untersuchungen auszuschließen.
➤ Zur genaueren Darstellung der freien Klappenränder kann eine transösophageale Echokardiographie durchgeführt werden.

Prozedere

➤ Nach Ausschluß einer relevanten Stenosierung oder Mitralinsuffizienz sind keine weiteren Maßnahmen erforderlich.

Aortenklappenstenose (AS)

AS im B-Bild

➤ Ausgeprägte Sklerose der Aortenklappe (Abb. 212 und 213). Bei bikuspidal ange-
legter Klappe kann allerdings die Sklerose trotz hämodynamisch wirksamer Obstruktion nur gering ausgeprägt sein (Abb. 214 und 215).
➤ Domstellung der Klappensegel.
➤ Konzentrische linksventrikuläre Hypertrophie.
➤ Bei guten Schallbedingungen kann eine Planimetrie der Öffnungsfläche in der
parasternalen kurzen Achse versucht werden.

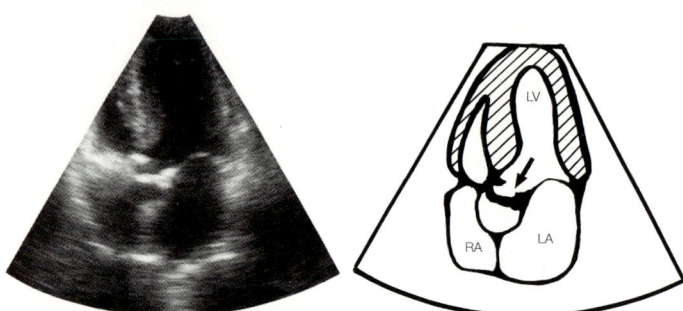

Abb. 212 und 213   Kalzifizierte Aortenklappe und konzentrische linksventrikuläre
Hypertrophie bei valvulärer Aortenstenose.

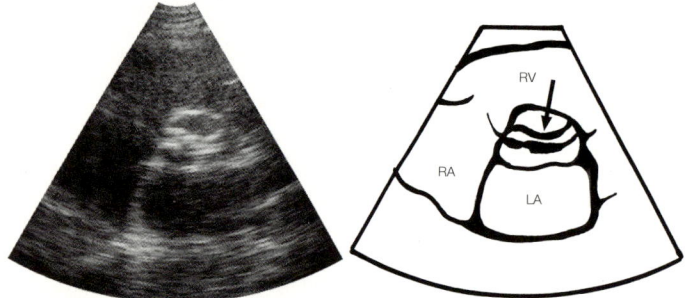

Abb. 214 und 215   Bikuspidale Aortenklappe mit geringer Sklerosierung.

AS im M-Mode

➤ In der parasternalen langen Achse ist meist nur eine minimale Klappensepara-tion ($<$ 8 mm) nachweisbar. Dieser Wert hat zur Abschätzung des Stenosegrads keine Relevanz.

➤ Bei bikuspidaler Klappe ist das Aortenmittelecho häufig aus dem mittleren Drit-tel der Aortenwurzel verlagert (Abb. 216). Der Exzentrizitätsindex (Abb. 217: Strecke A : Strecke B $>$ 1,3 bei bikuspidaler Klappe) ist kein sehr valider Parame-ter.

➤ Zur Dokumentation der linksventrikulären Hypertrophie müssen genaue Mes-sungen der linksventrikulären Wanddicken aus der parasternalen kurzen Achse erfolgen.

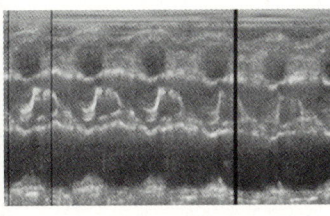
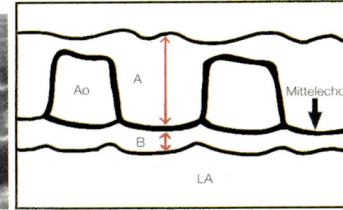

Abb. 216   Exzentrisches Mittelecho bei bikuspidaler Aortenklappe.

Abb. 217   Exzentrizitätsindex bei bikuspidaler Aortenklappe.

AS im Doppler

➤ Ableitung des transaortalen Flusses durch CW-Doppler-Messung vorzugsweise im apikalen 3- bzw. 5-Kammerblick, fakultativ von subkostal, rechtsparasternal und suprasternal. Die höchsten Geschwindigkeiten werden ausgewertet.

➤ Die intrastenotische Flußbeschleunigung (Geschwindigkeiten zwischen 3 und 6 m/s) sollte deutlich abgrenzbar dargestellt werden.

➤ Eine hämodynamisch relevante Aortenstenose weist eine reduzierte Anstiegs-steilheit des Dopplerprofils auf (Abb. 218 und 219).

Aortenklappenstenose (AS)

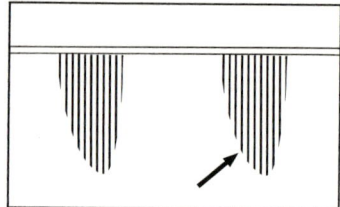 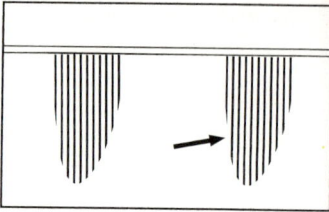

Abb. 218 Reduzierte Anstiegssteilheit bei kritischer Aortenstenose.

Abb. 219 Hohe Anstiegssteilheit bei geringer Aortenstenose.

➤ Die Lage des Meßstrahls sollte immer wieder im B-Bild kontrolliert werden, um Verwechslungen mit einer Mitralinsuffizienz zu vermeiden.

➤ Der ermittelte Druckgradient ist stark abhängig vom Schlagvolumen. Aufgrund dessen ist eine alleinige Angabe des Druckgradienten zur Quantifizierung der Aortenstenose unzureichend. Das folgende Beispiel (Abb. 220 und 221) zeigt eine kontinuierliche CW-Messung über einer Aortenstenose (langsame Registrierung): Zunächst 5 konsekutive Aktionen mit einer Flußgeschwindigkeit von 4,6 m/s (Druckgradient 85 mmHg), danach (Pfeil) eine vorzeitig einfallende Extrasystole mit einer Flußgeschwindigkeit von 2 m/s (Druckgradient 16 mmHg), gefolgt von einem bradykarden Rhythmus, Flußgeschwindigkeit 6 m/s (Druckgradient 144 mmHg).

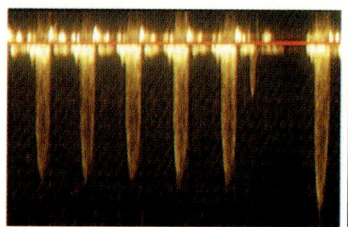 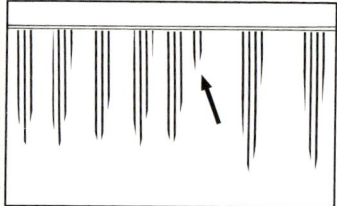

Abb. 220 und 221 Kontinuierliche CW-Messung über einer Aortenstenose: Der geringste Druckgradient liegt bei 16 mmHg (Pfeil), der höchste bei 144 mmHg.

➤ Zur Anwendung der Kontinuitätsgleichung (siehe Hämodynamik, S. 63) wird das intrastenotische Geschwindigkeitszeitintegral (VTI_{intra}), das prästenotische ($VTI_{prä}$) mittels PW-Doppler sowie die Querschnittsfläche des Infundibulums (planimetrisch oder mittels Kreisflächenberechnung) bestimmt.

➤ **Berechnung des relativen Stenosegrads:**

$$\text{Relativer Stenosegrad} = 1 - \frac{\text{VTI}_{\text{prä}}}{\text{VTI}_{\text{intra}}} \quad [\%]$$

Beispiel: VTI$_{\text{intra}}$ = 100 cm, VTI$_{\text{prä}}$ = 25 cm, der relative Stenosegrad von 75% zeigt somit eine mittelschwere Aortenklappenstenose an.

➤ **Berechnung der Aortenklappenöffnungsfläche mittels der Kontinuitätsgleichung** (siehe Hämodynamik, S. 63): Die Höhe des Geschwindigkeitzeitintegrals (VTI) ist stark abhängig vom aktuellen Schlagvolumen. Aufgrund dessen sollte (insbesondere bei Vorliegen einer absoluten Arrhythmie) bei Anwendung der Kontinuitätsgleichung versucht werden, das infundibuläre VTI simultan mit dem intrastenotischen VTI abzuleiten. Im folgenden *Beispiel* wird der relative Stenosegrad aus einer einzigen CW-Messung berechnet (Abb. 222 und 223): VTI prästenotisch 14 cm, VTI intrastenotisch 40 cm, daraus errechnet sich ein relativer Stenosegrad von 65%, die infundibuläre Fläche wurde mit 4 cm² planimetriert, es errechnet sich somit eine Öffnungsfläche von 1,4 cm².

$$\text{Öffnungsfläche} = \frac{14\ (\text{VTI}_{\text{prä}})}{40\ (\text{VTI}_{\text{intra}})} \cdot 4\ (\text{infund. Fläche}) = 1,4\ \text{cm}^2$$

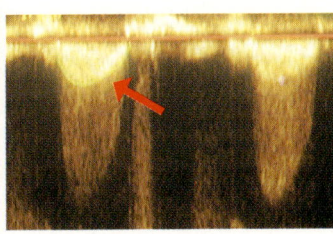
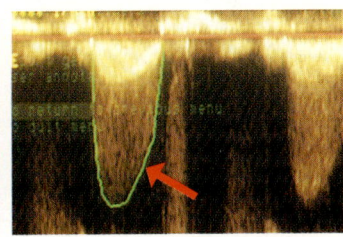

Abb. 222   Prästenotisches VTI (14 cm) bei leichtgradiger Aortenstenose.

Abb. 223   Intrastenotisches VTI (40 cm) bei leichtgradiger AS.

AS im Farbdoppler

➤ Darstellung des Stenosejets zur Optimierung des CW-Meßstrahls (bei einer kalzifizierten Stenose aufgrund der dorsalen Schallauslöschung häufig nur andeutungsweise darstellbar, Abb. 224 und 225).

➤ Bei begleitender Aorteninsuffizienz werden die gemessenen Druckgradienten überschätzt, daher müssen Insuffizienzanteile exakt dargestellt werden.

Aortenklappenstenose (AS)

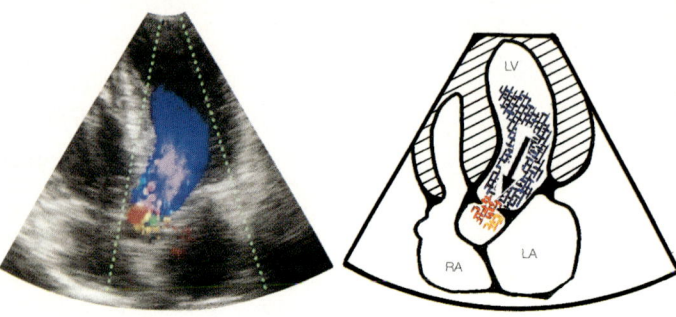

Abb. 224 und 225   Flußbeschleunigung über einer Aortenklappenstenose.

Beurteilung des Schweregrads

➤ Zur abschließenden Beurteilung sollten alle erhobenen Meßwerte herangezogen werden.
➤ **Rangliste Validität:**
   1. Kontinuitätsgleichung mit invasiv (Rechtsherzkatheter) ermitteltem Schlagvolumen.
   2. Relativer Stenosegrad.
   3. Kontinuitätsgleichung mit Planimetrie des Infundibulums.
   4. Angabe von Druckgradienten.
   5. Planimetrie im transthorakalen Echo.
➤ **Graduierung der Aortenklappenstenose** nach Öffnungsfläche, relativem Stenosegrad und Druckgradienten (Tab. 3).

Tabelle 3   Graduierung der Aortenklappenstenose

	Öffnungs-fläche	Rel. Stenose-grad	Gradienten
Leichtgradige AS	$1,2-2,0\,cm^2$	$<75\%$	Maximalgr. $<40\,mmHg$
Mittelgradige AS	$0,75-1,2\,cm^2$	$75-85\%$	Mitteldruck $30-50\,mmHg$
Schwere AS	$<0,75\,cm^2$	$>85\%$	Mitteldruck $>60\,mmHg$

Beachte

➤ Der Druckgradient über der Aortenklappe zeigt eine starke Abhängigkeit vom aktuellen Schlagvolumen. Bei niedrigem Schlagvolumen kann trotz kritischer Stenosierung kein höherer Gradient über der Aortenklappe abgeleitet werden; hier sollte die Quantifizierung nach der Kontinuitätsgleichung erfolgen.

➤ Postextrasystolische Messungen führen zur Überschätzung der Druckgradienten. Die Messungen sollten vorzugsweise bei einer Herzfrequenz zwischen 60/ Min. und 70/Min. durchgeführt werden (Angabe der Herzfrequenz in der Befundung).

➤ Geringgradige Aortenklappenstenosen werden im Dopplergradienten überschätzt, höchstgradige werden unterschätzt.

➤ Die Umrechnung der maximalen Flußgeschwindigkeiten in Druckgradienten sollte nur bis zu einer Klappenöffnungsfläche von 0,78 cm^2 erfolgen.

➤ Der Jet einer Aortenstenose darf nicht mit den Strömungsbeschleunigungen bei Mitralinsuffizienz oder infundibulärer Obstruktion verwechselt werden (Differentialdiagnose S. 47).

Supravalvuläre Aortenstenose

➤ Einengung des Durchmessers der Aorta ascendens auf weniger als 2,2 cm an der sinutubulären Grenze.

➤ Charakterisierung der funktionellen Relevanz durch Bestimmung des relativen Stenosegrads mittels Ableitung der intrastenotischen und poststenotischen (Aorta ascendens) Geschwindigkeit.

➤ Bei gleichzeitig vorliegender valvulärer Aortenstenose kann die Gradientenbestimmung nach der Bernoulli-Gleichung nicht mehr angewendet werden.

Zusammenfassung

➤ Die dopplersonographische Bestimmung des relativen Stenosegrads, der Klappenöffnungsfläche und der Druckgradienten erlaubt eine hinreichend genaue Quantifizierung der valvulären Aortenstenose. Insofern ist eine invasive transaortale Druckmessung nicht zwingend erforderlich.

➤ Die Aortenklappenöffnungsfläche kann außerdem mittels transösophagealer Echokardiographie (vorzugsweise in multiplaner Technik) planimetriert werden (S. 195).

Prozedere

➤ **Links-Rechts-Herzkatheter** bei Verdacht auf das gleichzeitige Vorliegen einer koronaren Herzkrankheit.

➤ **Endokarditisprophylaxe** bei allen zur Bakteriämie neigenden Eingriffen.

➤ Die **Wahl des Zeitpunktes zum Klappenersatz** richtet sich nach der Symptomatik des Patienten. Bei asymptomatischen Patienten mit guter linksventrikulärer Funktion kann auch bei mittelschweren Aortenstenosen abgewartet werden. Es empfehlen sich halbjährliche echokardiographische Verlaufskontrollen.

➤ Die **Valvuloplastie** hat nur geringen Stellenwert. Sie kann als Überbrückung bis zum definitiven Klappenersatz eingesetzt werden.

Subaortenstenose (SAS)

Fixierte subvalvuläre AS

➤ **Typ I** (nach Feigenbaum): Membranöse Subaortenstenose.
➤ **Typ II:** Diffuse fibromuskuläre Stenose, *Extremform:* Tunnelaortenstenose.

Fixierte SAS im B-Bild

➤ **Typ I:** Nachweis einer subvalvulären Membran (Abb. 226 und 227).
➤ **Typ II:** Tunnelartige Einengung des linksventrikulären Ausstromtraktes.

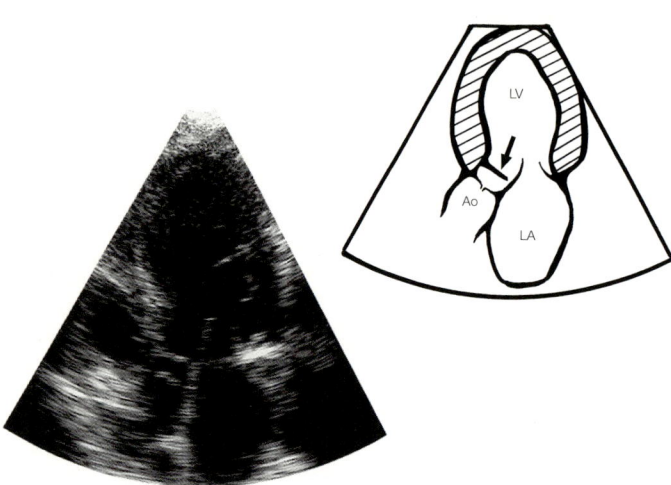

Abb. 226 und 227 Subvalvuläre membranöse SAS.

Fixierte SAS im M-Mode

➤ Frühsystolische Schließungsbewegung der Aortenklappe.

Fixierte SAS im Doppler

➤ Nachweis des säbelartigen Gradienten über der Obstruktion (Abb. 228 und 229).

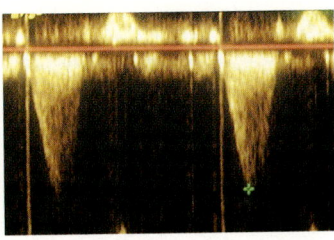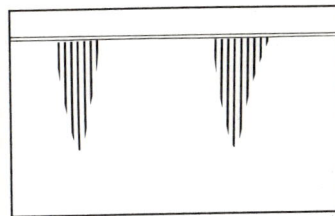

Abb. 228 und 229   Säbelartiger infundibulärer Gradient bei membranöser SAS.

Prozedere

➤ Die **Indikation zur kardiochirurgischen Intervention** ist abhängig von der Symptomatik des Patienten und eingetretener Komplikationen (Einschränkung der linksventrikulären Funktion).
➤ **Endokarditisprophylaxe** bei allen zur Bakteriämie neigenden Eingriffen (niedriges Endokarditisrisiko).

Trikuspidalklappenstenose (TS)

TS im B-Bild

➤ Deutliche Vergößerung des rechten Vorhofs, bei begleitendem Mitralvitium auch Vergrößerung des linken Vorhofs (in diesem Falle meistens konsekutive Vergrößerung auch des rechten Ventrikels).

➤ Sklerose der Trikuspidalsegel mit Doming (Abb. 230 und 231).

➤ Eingeschränkte Öffnungsbewegung der Klappen.

➤ Auch bei ungünstigen Ableitungsbedingungen sollte eine planimetrische Bestimmung der Öffnungsfläche versucht werden (bei schwerer Trikuspidalstenose finden sich Werte $< 1,5\,cm^2$).

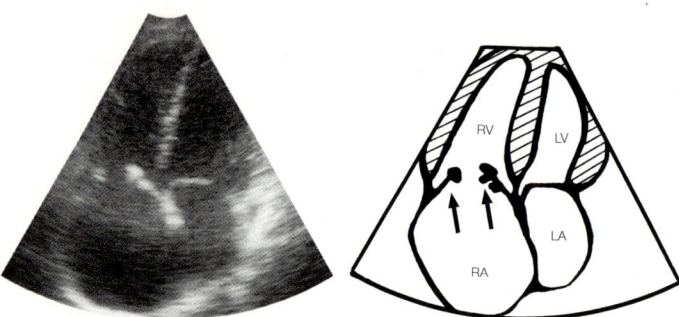

Abb. 230 und 231   Trikuspidalstenose im 4-Kammerblick.

TS im M-Mode

➤ Abflachung des EF-Slope der Trikuspidalbewegung (vergleichbar mit den Veränderungen bei Mitralstenose, S. 88).

➤ Verminderte Separation der Klappensegel.

TS im Doppler

➤ Ableitung des transtrikuspidalen Einstroms mittels CW-Doppler-Messung im apikalen 4-Kammerblick oder subkostalen Fenster.

➤ Darstellung des verzögerten Abfalls der E-Welle (Abb. 232 und 233).

➤ Nach optimaler Anlotung des Stenosejets Errechnung des Mitteldruckgradienten (Werte $> 5\,mmHg$ sind pathologisch).

➤ Berechnungen analog der Druckabfallhalbwertszeit (PHT) sind aufgrund begleitender Insuffizienzanteile und bei multivalvulären Vitien mit pulmonaler Hypertonie problematisch. Die Methodik ist analog der Druckabfallhalbwertszeit bei Mitralstenose. Werte $< 1,5\,cm^2$ zeigen eine relevante TS an.

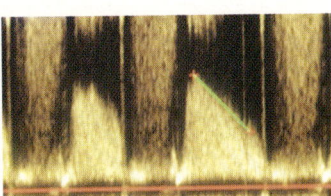 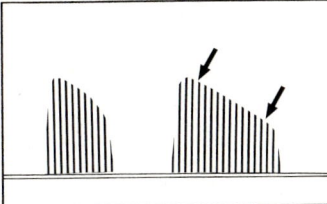

Abb. 232 und 233 Doppler-Diagramm einer Trikuspidalstenose.

TS im Farbdoppler

➤ Die farbdopplersonographische Darstellung des Stenosejets kann zur planime-trischen Berechnung hilfreich sein.
➤ Die Darstellung des Stenosejets im apikalen 4-Kammerblick oder von subkostal dient zur Optimierung des CW-Meßstrahls für die Bestimmung des Druckgra-dienten.
➤ Dokumentation begleitender Trikuspidalinsuffizienzen (siehe Trikuspidalin-suffizienz, S. 127 f).

Beachte

➤ Trikuspidalstenosen sind meist postrheumatisch und treten daher selten iso-liert auf. Die Begleitvitien wie z. B. Mitralstenose sind klinisch meistens führend. In der Doppler-Echokardiographie besteht bei multivalvulären Vitien aufgrund der pathologischen Druckveränderungen in den einzelnen Kreislaufabschnitten eine eingeschränkte Aussagekraft der gemessenen Dopplerwerte.
➤ Zur Verlaufsbeobachtung sollten mindestens 5 Werte für den Mitteldruckgra-dienten und die planimetrisch bestimmte Klappenöffnungsfläche angegeben werden.
➤ Bei begleitender Trikuspidalinsuffizienz haben dopplerechokardiographisch ermittelte Druckgradienten nur beschränkte Aussagekraft.

Zusammenfassung

➤ Die dopplerechokardiographische Diagnostik bei Trikuspidalstenose erlaubt ei-ne hinreichend genaue Verdachtsdiagnose. Die M-Mode-Kriterien eignen sich nur bedingt zur Quantifizierung. Eine höhergradige Trikuspidalstenose liegt bei einem Mitteldruckgradienten von > 5 mmHg oder einer Öffnungsfläche (nach PHT) von $< 1,5$ cm^2 vor.
➤ Die transösophageale Technik bietet keine wesentlichen Vorteile zur Diagno-stik.

Trikuspidalklappenstenose (TS)

Prozedere

➤ Die **Indikation zur Intervention** ist abhängig von der Symptomatik des Patienten sowie eingetretener Komplikationen (z. B. Leberveränderungen durch chronische Einflußstauung):
 – Überprüfung der *Indikation zur Valvuloplastie* bei wenig verkalkter, im Bereich der Kommissuren verlöteter und sonst gut beweglicher Klappe.
 – Überprüfung der *Indikation zum Klappenersatz* bei erheblich verkalkter Klappe und korrelierender Symptomatik.
➤ **Endokarditisprophylaxe** bei allen zur Bakteriämie neigenden Eingriffen.

PS im B-Bild

➤ Auffallend hypertrophierter, meist auch dilatierter rechter Ventrikel.
➤ In der parasternalen kurzen Achse Darstellung von verdickten Pulmonalklappen (Abb. 234 und 235).
➤ Domstellung bei angeborener Pumonalstenose.
➤ Häufig ist eine poststenotische Dilatation der A. pulmonalis nachweisbar.
➤ Zum Nachweis einer sub- oder supravalvulären Stenose sind der rechtsventrikuläre Ausflußtrakt sowie die supravalvuläre Region genau zu untersuchen, insbesondere im subkostalen Fenster.
➤ Paradoxe Septumbewegung bei rechtsventrikulärer Druckerhöhung.

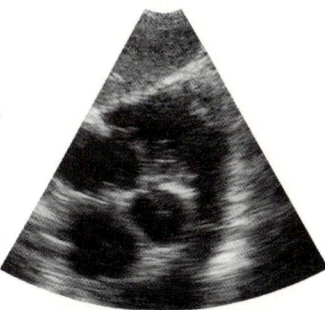

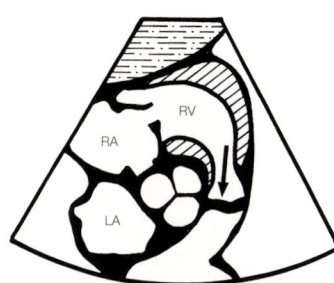

Abb. 234   Pulmonalsklerose im subkostalen Fenster.

Abb. 235   Subkostales Fenster: Darstellung der pulmonalen Ausstrombahn.

PS im M-Mode

➤ Zur Verlaufsbeobachtung kann die Größe des rechten Ventrikels (in Rückenlage) dokumentiert werden.
➤ Messungen der Klappenseparation mittels M-Mode sind aus geometrischen Gründen nicht sinnvoll.

PS im Doppler

➤ In der parasternalen kurzen Achse oder im subkostalen bzw. subxiphoidalen Fenster Ableitung des Stenosejets mittels CW-Doppler. Das Geschwindigkeitsprofil weist die gleiche Charakteristik wie das Profil bei Aortenklappenstenose auf (Abb. 236 und 237).
➤ Rechnergestützte Bestimmung des maximalen Druckgradienten.

Pulmonalklappenstenose (PS)

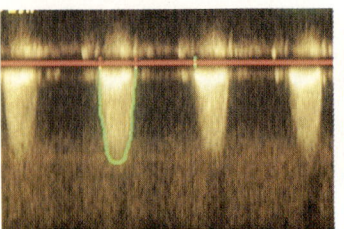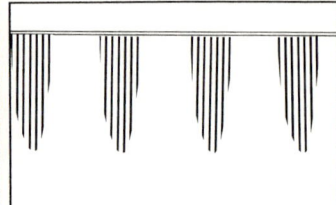

Abb. 236 und 237   CW-Doppler über einer Pulmonalstenose.

PS im Farbdoppler

➤ Flußbeschleunigung mit Aliasing über der Pulmonalklappe (Abb. 238 und 239).
➤ Darstellung des Stenosejets zur Optimierung des CW-Meßstrahls.
➤ Quantifizierung einer begleitenden Pulmonalinsuffizienz.
➤ Darstellung einer begleitenden Trikuspidalinsuffizienz.

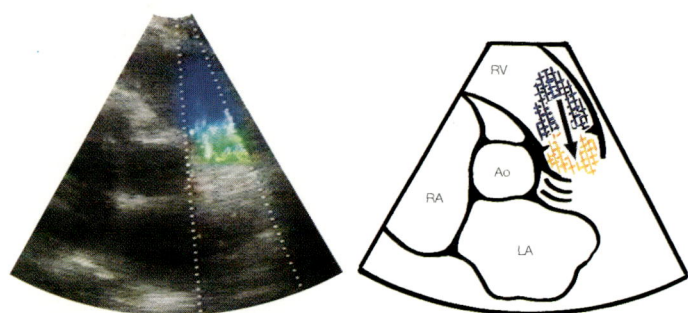

Abb. 238 und 239   Flußbeschleunigung über der Pulmonalklappe bei Pulmonalstenose.

➤ **Quantifizierung einer Pulmonalstenose nach Maximalgradient:**
  - 20–30 mmHg ~ leichte Pulmonalstenose.
  - 30–80 mmHg ~ mittelschwere Pulmonalstenose.
  - >80 mmHg ~ schwere Pulmonalstenose.

Beachte

➤ Bei kombinierter valvulärer und subvalvulärer Stenose ist die vereinfachte Bernoulli-Gleichung aufgrund der hohen prästenotischen Geschwindigkeiten nur eingeschränkt anwendbar.

Zusammenfassung

➤ Die echokardiographische Quantifizierung einer Pulmonalstenose beruht wesentlich auf der Doppler-Messung über der stenotischen Pulmonalklappe. Die zweidimensionale und die M-Mode-Technik bieten keine validen Parameter.
➤ In der transösophagealen Echokardiographie können weitere Details zu Klappenveränderungen dargestellt werden.

Prozedere

➤ **Valvuloplastie:** Bei der Mehrzahl der Pulmonalstenosen besteht eine Kommissurenverlötung, selten eine ausgeprägte Sklerosierung. Insofern sind die meisten Pulmonalstenosen einer Valvuloplastie zugänglich.
➤ **Endokarditisprophylaxe** bei allen zur Bakteriämie neigenden Eingriffen.

Mitralklappeninsuffizienz (MI)

MI im B-Bild

➤ Auffallend vergrößerter linker Vorhof, meistens auch Vergrößerung des linken Ventrikels (Abb. 240 und 241).
➤ Bei konsekutiver pulmonaler Hypertonie auch rechtskardiale Vergrößerung.

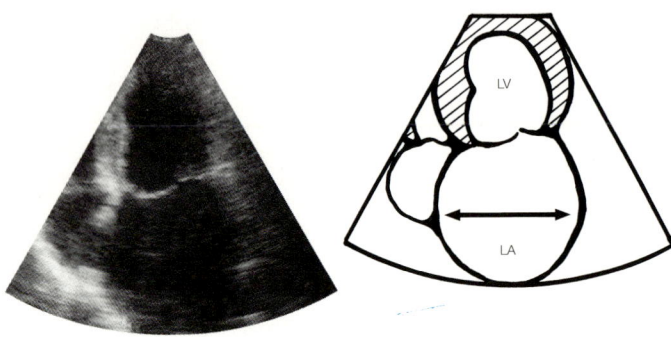

Abb. 240 und 241   Vergrößerter linker Vorhof bei Mitralinsuffizienz.

MI im M-Mode

➤ Ausmessen der Größe des linken Vorhofs in der parasternalen langen oder kurzen Achse (Abb. 242).
➤ Bei morphologisch unauffälligen Mitralsegeln ist eine Überhöhung der DE-Amplitude darstellbar (Abb. 243).

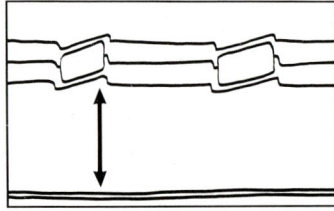

Abb. 242   M-Mode eines vergrößerten linken Vorhofs bei Mitralinsuffizienz.

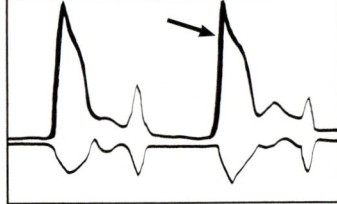

Abb. 243   Überhöhte DE-Amplitude bei Mitralinsuffizienz.

MI im Doppler

➤ Im apikalen 2 – 5-Kammerblick Darstellung des meist holosystolischen Reflux-signals mittels CW-Doppler. Die Maximalgeschwindigkeiten liegen zwischen 5 und 6 m/s (Abb. 244 und 245).

➤ Durch Abtasten des linken Vorhofs mit dem PW-Doppler kann die Refluxweite erfaßt werden (sogenanntes Mapping).

➤ Bei stark kalzifizierten Klappen kann aufgrund der dorsalen Schallauslöschung das Dopplersignal nur schwierig darstellbar sein.

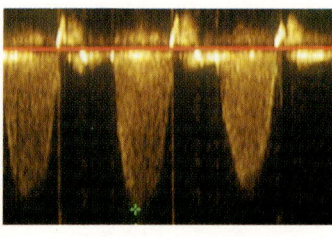 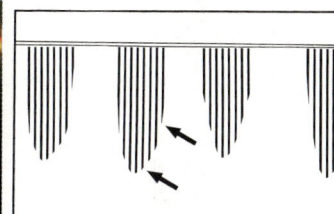

Abb. 244 und 245   Doppler-Diagramm einer Mitralinsuffizienz.

MI im Farbdoppler

➤ Die Ausdehnung der Refluxwolke soll bei der Quantifizierung möglichst in meh-reren Ebenen bestimmt werden (Abb. 246 – 251: Beispiel einer geringen, mäßi-gen und schweren Mitralinsuffizienz).

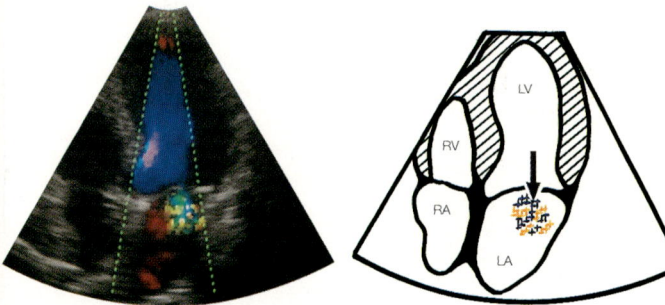

Abb. 246 und 247   Geringe Mitralinsuffizienz im 4-Kammerblick.

Mitralklappeninsuffizienz (MI)

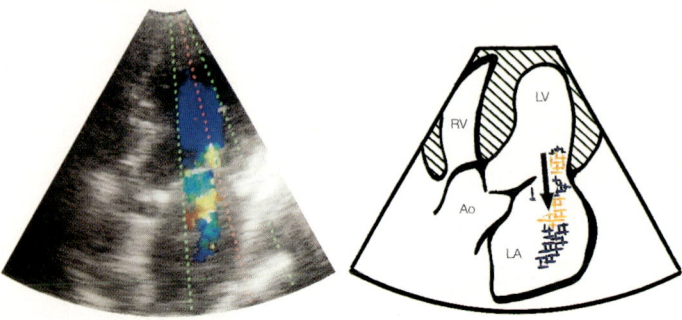

Abb. 248 und 249   Mäßige Mitralinsuffizienz im 5-Kammerblick.

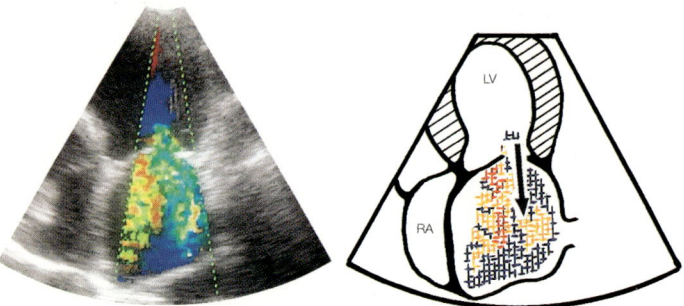

Abb. 250 und 251   Schwere Mitralinsuffizienz im 4-Kammerblick.

➤ In der parasternalen kurzen Achse wird die Regurgitationsöffnung in Höhe der freien Klappenränder dargestellt (V. contracta, Abb. 252 und 253).

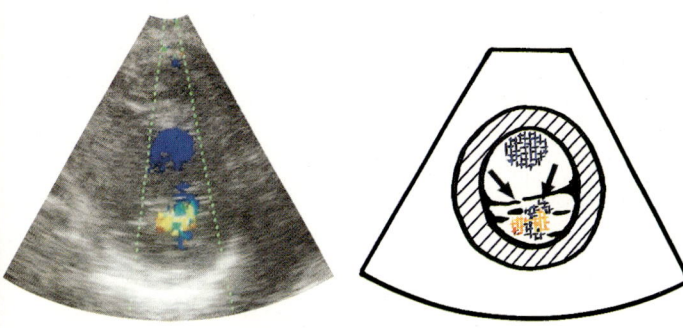

Abb. 252 und 253   Regurgitationsöffnung (V. contracta) einer Mitralinsuffizienz in der parasternalen kurzen Achse.

➤ **Bestimmung der Insuffizienzdauer relativ zur Systolendauer mittels Color-M-Mode** (Abb. 254 und 255): Dorsal der Mitralsegel ist der hochfrequente Jet (Pfeil) der Mitralinsuffizienz zu erkennen. Es lassen sich Aussagen sowohl zur Dauer der Insuffizienz in Abhängigkeit von der Systolendauer als auch zur Ausdehnung im linken Vorhof machen.

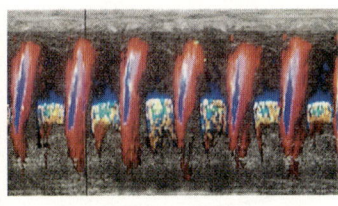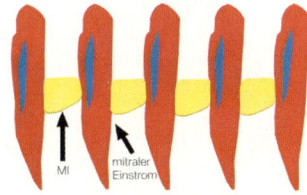

Abb. 254 und 255   Erfassung der Insuffizienzdauer einer Mitralinsuffizienz mittels Color-M-Mode.

➤ **Bestimmung der proximalen Konvergenzzone:** Im linken Ventrikel bilden sich bei Mitralinsuffizienz klappennah auf die Regurgitationsöffnung gerichtete Zonen mit unterschiedlicher Geschwindigkeit, die man als „proximale Halbkugelschalen gleicher Geschwindigkeit" oder proximale Konvergenzzonen (Abb. 256) bezeichnet. Im Farbdoppler besteht entsprechend der Geräteeinstellung ein Farbumschlag (Aliasing) in einem bestimmten Abstand zur Mitralklappenebene. Dieser Abstand vergrößert sich mit zunehmendem Schweregrad der

Mitralklappeninsuffizienz (MI)

Mitralinsuffizienz (Abb. 257 – 260). Eine genauere Darstellung ist mittels Color-M-Mode möglich (Abb. 261 und 262). Das Verfahren ist abhängig von der Geräteeinstellung und der individuellen Schallbarkeit.

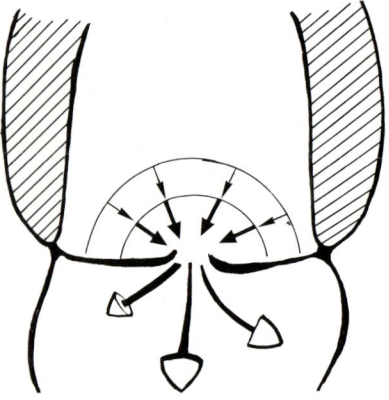

Abb. 256 Schematische Darstellung der proximalen Konvergenzzonen bei Mitralinsuffizienz.

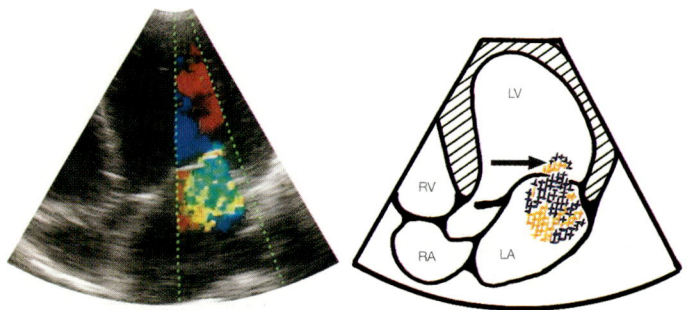

Abb. 257 und 258 Proximale Konvergenzzone bei mäßiger Mitralinsuffizienz.

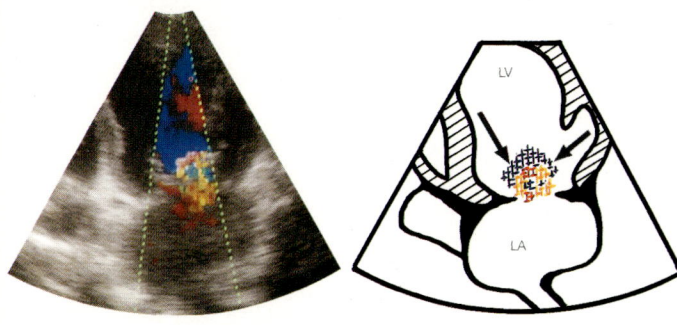

Abb. 259 und 260   Proximale Konvergenzzone bei mittelschwerer Mitralinsuffizienz.

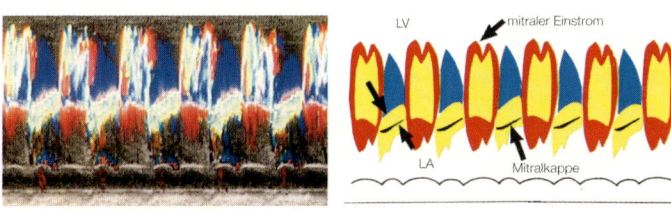

Abb. 261 und 262   Proximale Konvergenzzone im Color-M-Mode bei mittelschwerer Mitralinsuffizienz.

Beurteilung einer Mitralinsuffizienz

➤ **Anhand der Länge und Breite der Refluxwolke im linken Vorhof**:

Tabelle 4   Beurteilung einer MI anhand der Refluxwolke im linken Vorhof

Grad	Refluxbreite	Refluxlänge	Befund
0	< 0,5 cm	< 1 cm	keine relevante MI
I	< 1 cm	< $\frac{1}{2}$ LA	geringe MI
II	< 1 cm oder > 1 cm	> $\frac{1}{2}$ LA < $\frac{1}{2}$ LA	mäßige MI
III	> 2 cm	> $\frac{1}{2}$ LA	mittelschwere MI
IV	LA ausgefüllt		schwere MI

Mitralklappeninsuffizienz (MI)

> **Anhand der Fläche der Refluxwolke im linken Vorhof:**
> I Refluxfläche $< 4\,cm^2$ ~ geringe MI
> II Refluxfläche $4-6\,cm^2$ ~ mäßige MI
> III Refluxfläche $6-8\,cm^2$ ~ mittelschwere MI
> IV Refluxfläche $> 8\,cm^2$ ~ schwere MI

> **Anhand der Breite der Regurgitationsöffnung (V. contracta):**
> – Breite $< 4\,mm$ ~ geringgradige MI
> – Breite $4-6\,mm$ ~ mäßige MI
> – Breite $6-9\,mm$ ~ mittelschwere MI
> – Breite $> 9\,mm$ ~ schwere MI

> **Anhand des Radius der proximalen Konvergenzzone:**
> – Radius $< 0,5\,cm$ ~ mäßige MI
> – Radius $0,5-1\,cm$ ~ mittelschwere MI
> – Radius $> 1\,cm$ ~ schwere MI

> Für alle Verfahren gilt, daß eine Einzelbildaufnahme nicht repräsentativ ist. Es sollte durch möglichst viele Schnittebenen eine dreidimensionale Vorstellung der Mitralinsuffizienz gewonnen werden. Zudem muß die Zeitdauer der Regurgitation bei der Beurteilung des Schweregrads in Betracht gezogen werden.

Beachte

> Die Darstellung des Insuffizienzjets im gepulsten Doppler oder Farbdoppler ist zwar sehr anschaulich, jedoch aufgrund vieler Einflußgrößen (individuelle Schallbarkeit, Tiefenverstärkung, gewählte Ebene, linksventrikuläre Funktion) zur Quantifizierung nur bedingt geeignet.

> Bei vergrößertem linken Vorhof und eingeschränkter linksventrikulärer Funktion kann eine Mitralinsuffizienz farbdopplerechokardiographisch unterschätzt werden.

> Die Darstellung der Regurgitationsöffnung (V. contracta) ist nur im Farbdoppler möglich, bei schrägem Anloten aus der parasternalen Achse ist allerdings eine Überschätzung möglich.

> **Neben den dopplersonographischen Kriterien sind in Betracht zu ziehen:**
> 1. *Ursächliche Herzerkrankungen* (Papillarmuskeldysfunktion bei Hinterwandinfarkt, Sehnenfadenabriß, hypertrophe obstruktive Kardiomyopathie, hypertrophe nichtobstruktive Kardiomyopathie, dilatative Kardiomyopathie, Mitralklappenprolaps, Mitralklappenendokarditis, Löffler-Endokarditis).
> 2. *Zeichen der konsekutiven Rechtsherzbelastung* (rechtskardiale Vergrößerung, relative Pulmonal- und Trikuspidalinsuffizienzen, Bestimmung des rechtsventrikulären Spitzendrucks [S. 148]).

Zusammenfassung

> Für die qualitative Diagnose einer Mitralinsuffizienz ist die Farbdoppler-Echokardiographie führend, sie kann zudem zugrundeliegende strukturelle Veränderungen am linken Herzen aufdecken.

> Die quantitative Auswertung des Refluxsignals ist mit Fehlerquellen behaftet. Die Schwere der Insuffizienz wird in erster Linie durch die proximale Konvergenzzone charakterisiert.

Prozedere

➤ Die **Indikation zur Klappenrekonstruktion oder Klappenersatz** richtet sich nach der Symptomatik. Zusätzlich kann ein **Rechtsherzkatheter** zur Frage linksatrialer Druckverhältnisse durchgeführt werden.

➤ Durchführung einer **transösophagealen Echokardiographie** zur genaueren Quantifizierung der Insuffizienz und Darstellung des Mitralklappenapparates. Bei strukturell nur geringfügig veränderter Klappe besteht die Möglichkeit einer offenen Klappenrekonstruktion.

➤ **Endokarditisprophylaxe** bei allen zur Bakteriämie neigenden Eingriffen.

Mitralklappenprolaps (MKP)

MKP im B-Bild

➤ In der parasternalen langen Achse treten die Anteile der Mitralklappensegel systolisch über eine durch den Klappenansatz verlaufende Linie in den linken Vorhof über (Abb. 263 und 264).
➤ Häufig besteht eine diffuse echodichte Verdickung der Klappensegel als Ausdruck der myxoiden Degeneration.

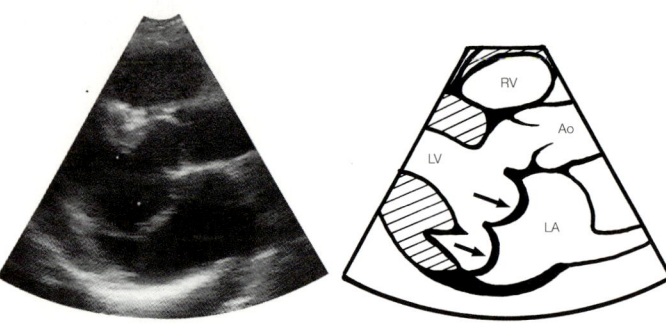

Abb. 263 und 264 Mitralklappenprolaps.

MKP im M-Mode

➤ Diastolische Bewegung der Mitralsegel im Bereich der CD-Strecke nach dorsal (Abb. 265 und 266). Eine exakte Darstellung der CD-Strecke ist Voraussetzung.
➤ Signifikant ist eine Dorsalbewegung von > 2 mm bei spätsystolischen Prolaps, > 3 mm bei holosystolischem Prolaps.

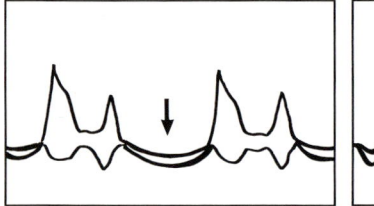

Abb. 265 Holosystolischer MKP.

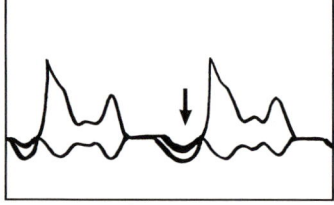

Abb. 266 Spätsystolischer MKP.

MKP im Doppler/Farbdoppler

➤ Nach einer begleitenden (häufig exzentrischen) Mitralinsuffizienz ist zu fahnden.

Beachte

➤ Bei geringer Ausprägung (< 2 mm) der Dorsalbewegung der Mitralklappe ist lediglich eine Beschreibung und keine Einstufung als Prolaps zu empfehlen, insbesondere wenn keine Mitralinsuffizienz vorliegt.
➤ Im B-Bild sollte die Beurteilung in der langen parasternalen Achse erfolgen. Aufgrund der sattelförmigen Struktur des Mitralklappenrings werden im apikalen 4- und 5-Kammerblick häufig falsch-positive Diagnosen gestellt. Eine Segelverlagerung nach dorsal, die nur im 4- oder 5-Kammerblick darstellbar ist, kann nicht als Prolaps bewertet werden.

Zusammenfassung

➤ Der morphologische Nachweis eines Mitralklappenprolaps erfolgt durch die B-Bild- und M-Mode-Technik.
➤ Zur Vermeidung falsch-positiver Diagnosen werden die morphologischen Kriterien aus der langen parasternalen Achse gewonnen.
➤ Begleitende Mitralinsuffizienzen sind genau zu erfassen.
➤ **Kriterien des Mitralklappenprolapssyndroms:**
   1. Auskultatorisch mittelspätsystolischer Click und spätsystolisches Geräusch.
   2. Dorsale Verlagerung der CD-Strecke im M-Mode um mehr als 3 mm.
   3. Ausgeprägte Dorsalverlagerung der Mitralklappensegel in der parasternalen langen Achse.
   4. Dopplersonographischer Nachweis einer Mitralinsuffizienz.
➤ **Prognostisch ungünstige Faktoren:**
   – Ausgeprägtes Ballonieren der Segel.
   – Höhergradige Mitralinsuffizienz.
   – Linkskardiale Dilatation.

Prozedere

➤ **Überprüfung der Indikation zum Klappenersatz** bei höhergradiger Mitralinsuffizienz und korrelierender Symptomatik.
➤ **Langzeitelektrokardiographische Kontrollen** zur Erfassung assoziierter ventrikulärer Rhythmusstörungen.
➤ **Endokarditisprophylaxe** bei Vorliegen einer Mitralinsuffizienz.

Organveränderungen im transthorakalen Echokardiogramm

Mitralsegelabriß

Mitralsegelabriß im B-Bild

➤ Prolaps des freien Klappenendes in den linken Vorhof (im Gegensatz zum Mitralklappenprolaps: Prolabieren der mittleren Segelanteile; Abb. 267 und 268).
➤ Auf eine begleitende Hinterwandhypokinesie/-akinesie ist zu achten.

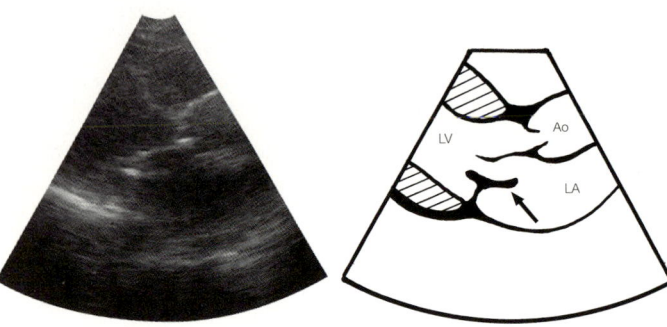

Abb. 267 und 268   Mitralsegelabriß.

Mitralsegelabriß im M-Mode

➤ Darstellung von flottierenden Segelanteilen im linken Vorhof.

Mitralsegelabriß im Doppler/Farbdoppler

➤ Nachweis einer (höhergradigen, meist exzentrischen) Mitralinsuffizienz (Abb. 269 und 270). Meist besteht eine ausgeprägte proximale Konvergenzzone.

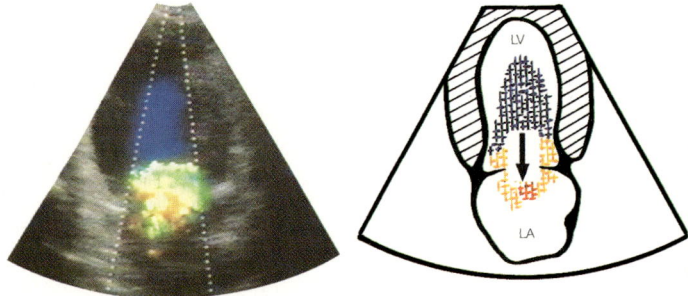

Abb. 269 und 270   Mitralinsuffizienz bei Mitralsegelabriß.

Beachte

➤ Die Refluxwolke im linken Vorhof kann im transthorakalen Echokardiogramm nur gering ausgeprägt sein.

Zusammenfassung

➤ Bei Mitralsegelabriß ist transthorakal eine exzentrische Mitralinsuffizienz mit meist ausgeprägter proximaler Konvergenzzone führend.

Prozedere

➤ Ergänzend ist eine **transösophageale Echokardiographie** durchzuführen.
➤ **Durchführung eines Linksherzkatheters** bei Hinweisen auf eine koronare Herzerkrankung.
➤ In Abhängigkeit von der Symptomatik Überprüfung der Indikation zum Klappenersatz.

Aortenklappeninsuffizienz (AI)

AI im B-Bild

➤ Vergrößerter, exzentrisch hypertrophierter linker Ventrikel (Abb. 271 und 272).
➤ Erweiterte Aortenwurzel.
➤ Bei Auftreffen des Regurgitationsjet auf das vordere Mitralsegel sind feine Oszillationen sowie eine reduzierte Öffnungsbewegung darstellbar.
➤ Analyse der Klappenmorphologie (bikuspidale Klappe, Vegetationen, myxoide Degeneration) und der Aorta ascendens (Doppelkontur bei Dissektion).

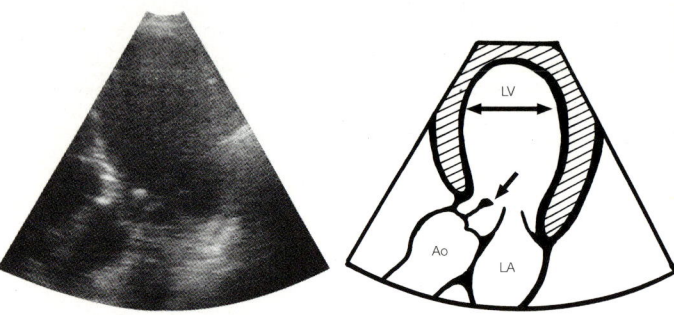

Abb. 271 und 272   Exzentrische linksventrikuläre Hypertrophie bei Aorteninsuffizienz. Im linksventrikulären Ausstromtrakt ist eine gestielte endokarditische Apposition erkennbar.

AI im M-Mode

➤ Flatterbewegung bzw. Oszillation des vorderen Mitralsegels oder des Septums (Abb. 273).
➤ Häufig unauffälliges Bewegungsmuster der Aortenklappe.
➤ Bei hochgradiger AI vorzeitiger Mitralklappenschluß (Abb. 274).
➤ Dokumentation der linksventrikulären Diameter in der parasternalen kurzen Achse.

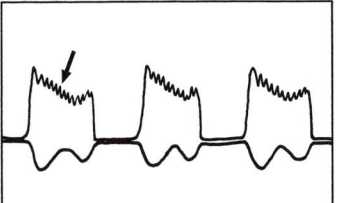 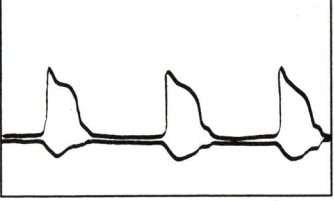

Abb. 273   Flatterbewegung des vorderen Mitralsegels bei Aorteninsuffizienz.

Abb. 274   Vorzeitiger Mitralklappenschluß bei hochgradiger Aorteninsuffizienz.

AI im Doppler

➤ **CW-Doppler-Messung in der linksventrikulären Ausstrombahn im apikalen 3–5-Kammerblick:** Typisches stufenartiges Regurgitationssignal im linken Ventrikel nachweisbar (Abb. 275 und 276). Die Messung nach der Druckabfall-halbwertszeit hat sich zur Graduierung nicht bewährt.

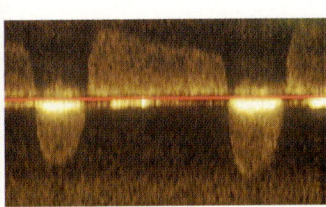 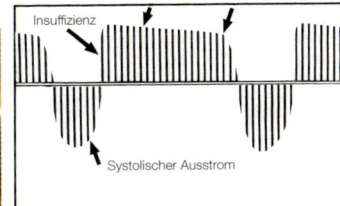

Abb. 275 und 276   CW-Doppler-Messung bei geringer Aorteninsuffizienz: Stufenförmiges Refluxsignal in der linksventrikulären Ausstrombahn.

➤ Bei hochgradiger Aorteninsuffizienz frühzeitiger Druckangleich zwischen Aorta und linkem Ventrikel, entsprechend besteht ein stärkerer Abfall der diastolischen Geschwindigkeit (Abb. 277 und 278).

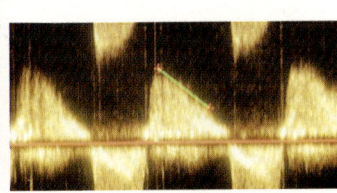 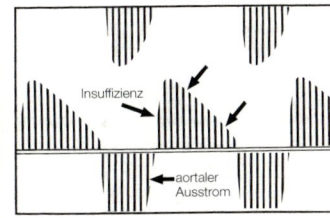

Abb. 277 und 278   CW-Doppler-Messung bei hochgradiger Aorteninsuffizienz.

➤ Bei relevanter AI können diastolisch retrograde Flüsse in der Aorta ascendens (Abb. 279 und 280) sowie in der A. carotis communis (Abb. 281 und 282) nachgewiesen werden.

Aortenklappeninsuffizienz (AI)

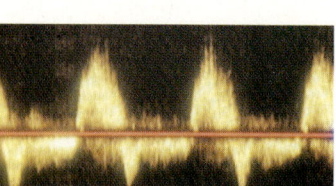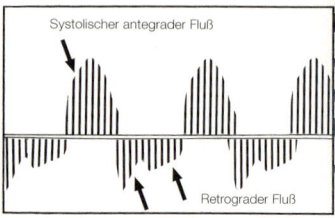

Abb. 279 und 280 Retrograder diastolischer Fluß in der Aorta ascendens bei schwerer Aorteninsuffizienz.

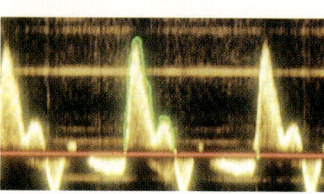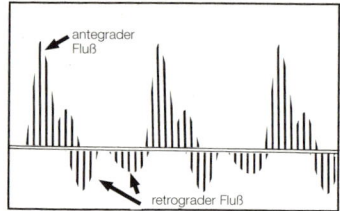

Abb. 281 und 282 Retrograder diastolischer Fluß in der Carotis communis bei schwerer Aorteninsuffizienz.

AI im Farbdoppler

➤ Zunächst Darstellung des Refluxsignals im linken Ventrikel in den apikalen Achsen. Zur Trennung des Aorteninsuffinzienzsignals vom diastolischen transmitralen Einstrom benutzt man einen möglichst kleinen Farbsektor mit entsprechend rascher Bildfolge.
➤ Dokumentation der Tiefenausdehnung des Refluxsignals (Abb. 283 – 288): Beispiel einer mäßiggradigen, mittelschweren und schweren AI.

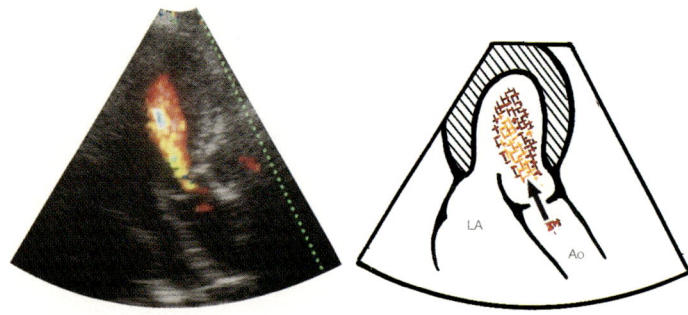

Abb. 283 und 284 Mäßiggradige Aorteninsuffizienz im 3-Kammerblick.

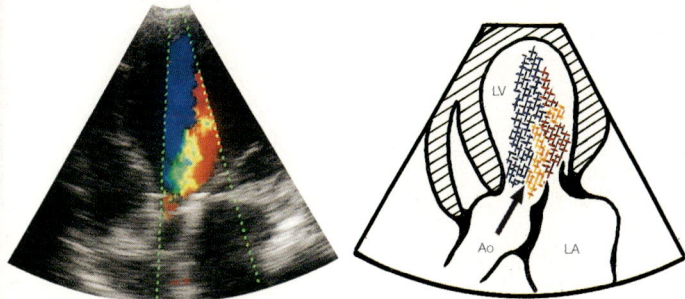

Abb. 285 und 286   Mittelschwere Aorteninsuffizienz im 5-Kammerblick mit breitbasigem Insuffizienzjet.

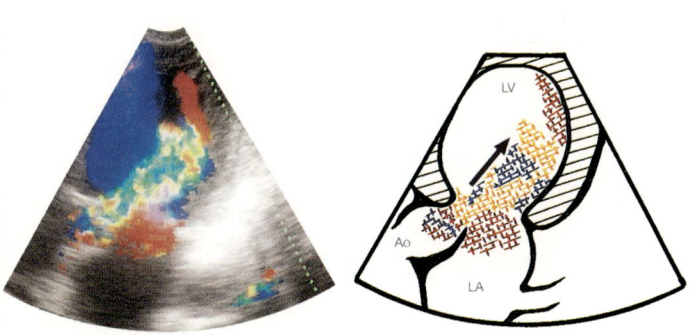

Abb. 287 und 288   Schwere Aorteninsuffizienz im 3-Kammerblick, der Insuffizienzjet füllt die linksventrikuläre Ausstrombahn aus.

➤ In der parasternalen kurzen Achse kann die Regurgitationsöffnung (V. contracta) dargestellt werden (Abb. 289–294, Beispiel einer mäßiggradigen, mittelschweren und schweren AI).

Aortenklappeninsuffizienz (AI)

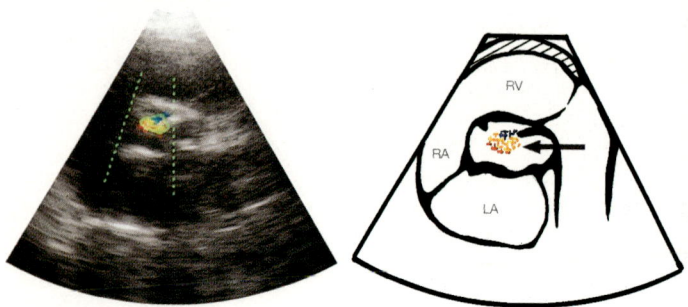

Abb. 289 und 290   Mäßiggradige AI, Darstellung der Regurgitationsöffnung in der parasternalen kurzen Achse.

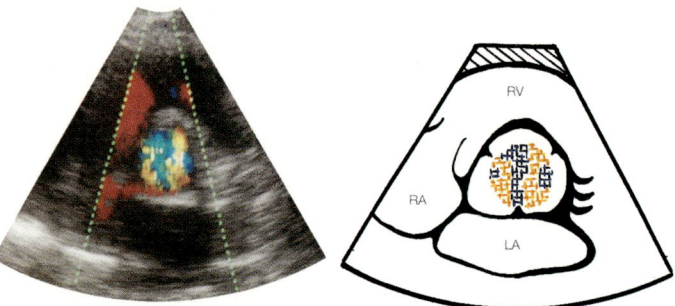

Abb. 291 und 292   Mittelschwere AI, der Reflux füllt über 50 % des Querschnitts der linksventrikulären Ausstrombahn aus.

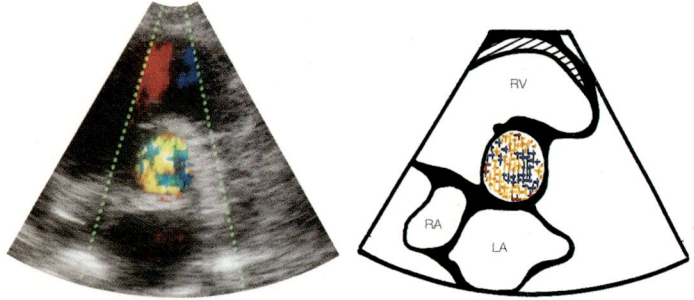

Abb. 293 und 294   Schwere AI, der Reflux füllt das Infundibulum vollständig aus.

Beurteilung einer AI

➤ Die **Graduierung einer Aorteninsuffizienz anhand der Refluxwolke** ist aufgrund vieler Fehlermöglichkeiten (individuelle Schallbarkeit, Einstellung der Tiefenverstärkung, des Wandbewegungsfilters, gewählte Ebene) problematisch. Als Anhalt sollte folgende Einteilung dienen:

Tabelle 5 Graduierung der Aorteninsuffizienz anhand der Refluxwolke

Grad	Jetbreite	Jetlänge	Befund
0	< 1 cm	< 2 cm	keine relevante AI
I	< 1,5 cm	< 2 cm	geringe AI
II	< 1,5 cm oder > 1,5 cm	> $^1/_2$ LV < $^1/_2$ LV	mäßige AI
III	> 1,5 cm	> $^1/_2$ LV	mittelschwere AI
IV	LV ausgefüllt		schwere AI

➤ **Graduierung nach Abschätzung des Durchmessers (d) der Regurgitationsöffnung:**
  – < 5 mm ~ geringe AI
  – 5 – 10 mm ~ mittelschwere AI
  – > 10 mm ~ schwere AI
➤ **Relation der (planimetrisch bestimmten) Regurgitationsöffnung zur Weite des linksventrikulären Ausstromtraktes:**
  – < 25 % ~ geringe AI
  – < 45 % ~ mäßige AI
  – < 65 % ~ mittelschwere AI
  – > 65 % ~ schwere AI
➤ **Rangliste Validität:**
  1. Planimetrie der Regurgitationsöffnung im Verhältnis zur linksventrikulären Ausstrombahn.
  2. Durchmesser der Regurgitationsöffnung.
  3. Ausdehnung des Regurgitationssignals im linken Ventrikel.
  4. Enddiastolischer Durchmesser des linken Ventrikels.

Beachte

➤ Der echokardiographisch dargestellte Schweregrad einer Aorteninsuffizienz kann vom klinischen Stadium erheblich differieren.
➤ Am häufigsten kommt eine Aorteninsuffizienz bei kombiniertem Aortenvitium bzw. bei degenerativen Klappenveränderungen zur Darstellung.
➤ Bei Darstellung einer Aorteninsuffizienz muß eine Endokarditis, ein Sinus Valsalvae Aneurysma, ein Aneurysma dissecans der Aorta ascendens, eine Mesaortitis sowie ein membranöser Ventrikelseptumdefekt ausgeschlossen werden. Bei transthorakal nicht eindeutig zu klärender Ursache ist ein TEE anzustreben.

Aortenklappeninsuffizienz (AI)

Zusammenfassung

➤ Der qualitative Nachweis einer Aorteninsuffizienz erfolgt durch die Doppler-Messung.

➤ Zur Bestimmung des Schweregrades ist die Ausdehnung der Refluxwolke nicht zuverlässig genug. Die Graduierung anhand der Regurgitationsöffnung (im Verhältnis zum Querschnitt der linksventrikulären Ausstrombahn) ist vorzuziehen.

Prozedere

➤ **Indikation zum Klappenersatz:**
  – Bei symptomatischen Patienten prothetischer Klappenersatz.
  – Bei linksventrikulärer Dilatation und zunehmender Einschränkung der linksventrikulären Funktion sollte auch bei asymptomatischen Patienten der Klappenersatz angestrebt werden.

➤ **Halbjährliche farbdopplerechokardiographische Verlaufskontrollen** bei asymptomatischen Patienten und normaler linksventrikulärer Funktion.

➤ **Endokarditisprophylaxe** bei allen zur Bakteriämie neigenden Eingriffen.

TI im B-Bild

➤ Auffallend vergrößerter rechter Vorhof (Abb. 295 und 296).

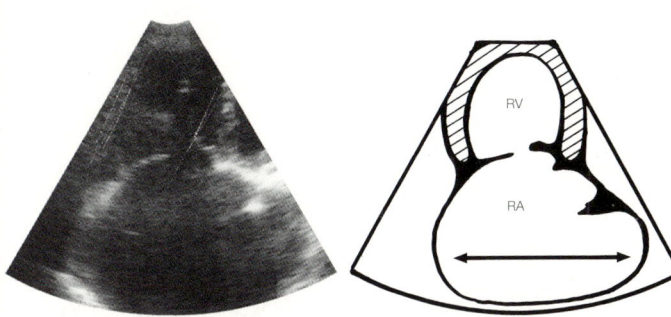

Abb. 295 und 296   Großer rechter Vorhof bei Trikuspidalinsuffizienz.

TI im M-Mode

➤ Aufgrund der Ableitungsgeometrie kommt der Darstellung im M-Mode keine Bedeutung zu.

TI im Doppler

➤ Im apikalen 4-Kammerblick oder in der parasternalen kurzen Achse Darstellung des systolischen Regurgitationsprofils im rechten Vorhof mit Geschwindigkeiten zwischen 2,5 und 4 m/s (Abb. 297 und 298).

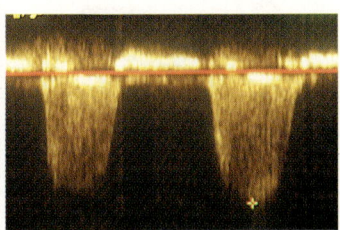 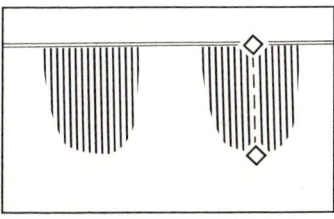

Abb. 297 und 298   Doppler-Diagramm einer Trikuspidalinsuffizienz.

➤ **Bestimmung des pulmonalen Spitzendrucks über die Darstellung des transvalvulären Maximalgradienten** über der Klappe möglich:
  – Maximalgradient + zentraler Venendruck = pulmonaler Spitzendruck

Trikuspidalklappeninsuffizienz (TI)

- *Abschätzung des zentralen Venendrucks* anhand der Weite der V. cava inferior (VCI):
  - Systolisch kollabierte VCI ~ + 5 mmHg
  - Mäßig dilatierte VCI ~ + 10 mmH
  - Ektatische VCI~ + 15 mmHg
- *Beispiel:* Maximalgradient über einer TI 40 mmHg, mäßig dilatierte VCI ~ pulmonaler Spitzendruck um 50 mmHg.

TI im Farbdoppler

➤ Systolische Regurgitationswolke in den rechten Vorhof (Abb. 299 – 306).

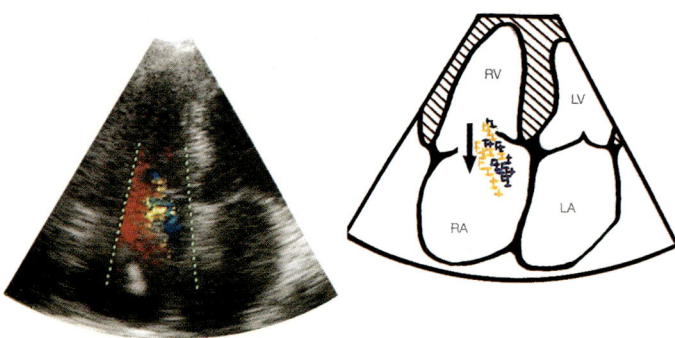

Abb. 299 und 300   Leichtgradige Trikuspidalinsuffizienz im 4-Kammerblick.

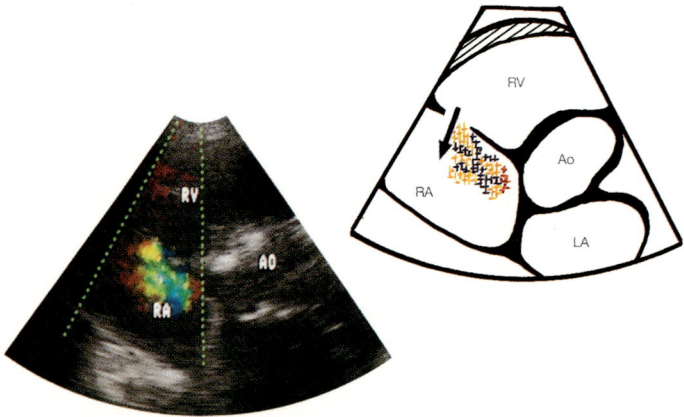

Abb. 301 und 302   Mäßige Trikuspidalinsuffizienz in der parasternalen kurzen Achse.

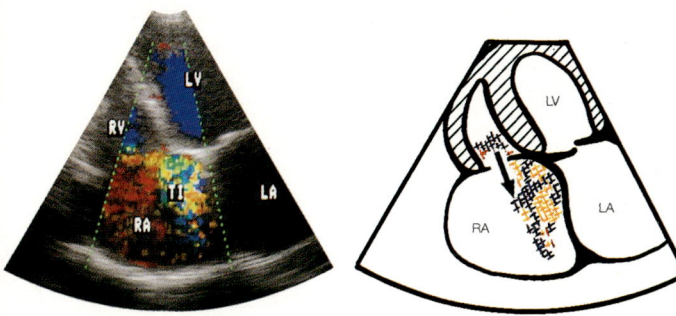

Abb. 303 und 304   Mäßige Trikuspidalinsuffizienz im 4-Kammerblick.

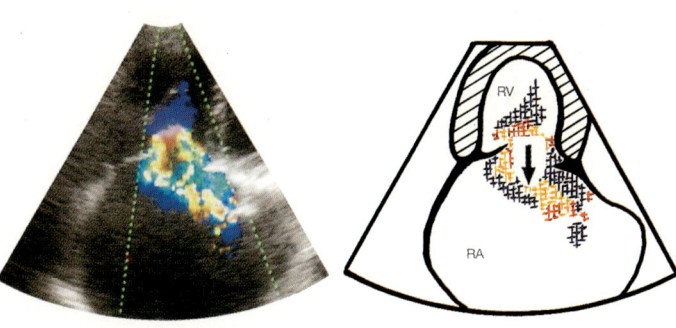

Abb. 305 und 306   Schwere Trikuspidalinsuffizienz mit ausgeprägter proximaler Konvergenzzone.

Beurteilung einer TI

➤ **Ausdehnung der Refluxwolke in den rechten Vorhof** (Abhängig von Geräteeinstellung, Schallbarkeit):
  – $<1/3$ RA ~ geringe TI/TI I°
  – $1/3$–$2/3$ RA ~ mäßige TI/TI II°
  – $2/3$ –Vorhofdach ~ schwere TI/TI III°
➤ **Farbdopplersonographische Darstellung der Regurgitationsöffnung in Höhe der freien Klappenränder** (V. contracta): Durchmesser des Regurgitationsjets
  – <5 mm ~ TI I°
  – 5 – 10 mm ~ TI II°
  – >10 mm ~ TI III°

Trikuspidalklappeninsuffizienz (TI)

- ➤ **Proximale Konvergenzzone:**
  - – Regurgitationswolke ohne Konvergenzzone ~ TI I°
  - – Mäßige Konvergenzzone (vgl. Abb. 301) ~ TI II°
  - – Ausgeprägte Konvergenzzone (vgl. Abb. 305) ~ TI III°
- ➤ **Echokontastmittelreflux in die V. cava inferior:**
  - – Regurgitationswolke ohne Reflux in die V. cava inferior ~ geringe TI
  - – Deutlicher Kontrastmittelreflux in die V. cava inferior ~ schwere TI
- ➤ Bei der Schweregradbestimmung ist die Bestimmung der Ausdehnung der Regurgitationswolke sowie der proximalen Konvergenzzone vorrangig.

Beachte

- ➤ Eine TI läßt sich häufig bei pulmonaler Hypertonie nachweisen, ohne daß größere Volumina regurgitiert werden.
- ➤ Die funktionelle Relevanz einer TI kann man häufig besser am Patienten sehen (Jugularvenenpuls), als mit dem Echo messen.
- ➤ Der Nachweis einer geringgradigen, meist klappenschlußassoziierten TI ist ohne pathologische Relevanz.

Zusammenfassung

- ➤ Der qualitative Nachweis einer Trikuspidalklappeninsuffizienz ist eine Domäne der Doppler-Echokardiographie.
- ➤ Die Quantifizierung erfolgt vorzugsweise durch Bestimmung der Ausdehnung der Regurgitationswolke in Relation zum rechten Vorhof, allerdings sollten die Ergebnisse nicht überinterpretiert werden.

Prozedere

- ➤ Da Trikuspidalinsuffizienzen meist sekundär bedingt sind, zunächst **Behandlung der Grunderkrankung** (pulmonale Hypertonie aufgrund linkskardialer oder pulmonaler Erkrankung, Kardiomyopathien, Myokarditis).
- ➤ Bei primärer Trikuspidalklappeninsuffizienz eventuell **plastische Rekonstruktion oder Implantation eines (Carpentier)Ringes**. Der Klappenersatz ist aufgrund geringerer Öffnungsflächen der Prothesen problematisch.

PI im B-Bild

➤ Hämodynamisch relevante PI bestehen meist beim **kombinierten Pulmonalklappenvitium**: Pulmonalklappenverkalkung, auffallend dilatierter, muskelkräftiger rechter Ventrikel.

Pulmonalklappeninsuffizienz im M-Mode

➤ Aufgrund der Ableitungsgeometrie kommt der Darstellung im M-Mode keine Relevanz zu.

Pulmonalklappeninsuffizienz im Doppler

➤ In der parasternalen kurzen Achse Darstellung des typischen Regurgitationsprofils im Ausstromtrakt des rechten Ventrikels.
➤ Bei geringer Pulmonalinsuffizienz Regurgitationsprofil mit nur langsamem Abfall der Strömungsgeschwindigkeit (Abb. 307 und 308).

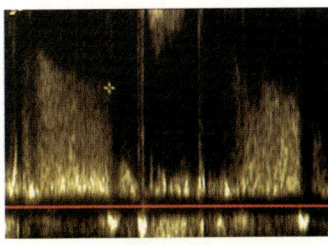 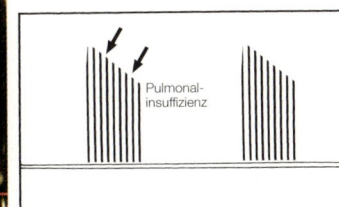

Abb. 307 und 308   Doppler-Diagramm einer leichtgradigen Pulmonalinsuffizienz mit langsamem Abfall der Strömungsgeschwindigkeit.

➤ Bei schwerer Pulmonalinsuffizienz rascher Abfall der frühdiastolischen Regurgitationsgeschwindigkeit als Ausdruck eines Druckausgleichs zwischen Pulmonalarterie und rechtem Ventrikel (Abb. 309 und 310).

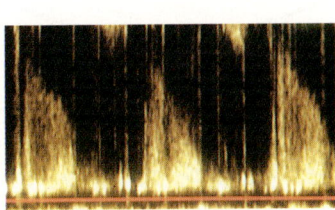 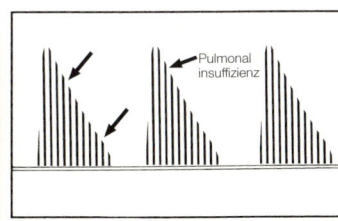

Abb. 309 und 310   Doppler-Diagramm einer schweren Pulmonalinsuffizienz mit raschem Abfall der Regurgitationsgeschwindigkeit.

Pulmonalklappeninsuffizienz (PI)

Pulmonalklappeninsuffizienz im Farbdoppler

➤ Darstellung der Regurgitationswolke im rechtsventrikulären Ausstromtrakt (Abb. 311 und 312: leichtgradige PI; Abb. 312 und 313: höhergradige PI).

➤ Regurgitationswolken mit einer lokalen Ausdehnung < 1,5 cm sind häufig bei Gesunden nachweisbar und haben keine pathologische Relevanz.

➤ Aufgrund der Ausdehnung der Farbwolke in den rechten Ventrikel ist nur eine orientierende Quantifizierung möglich. Unterteilung in leichte bzw. schwere PI anhand der CW-dopplersonographischen Kriterien (s. o.).

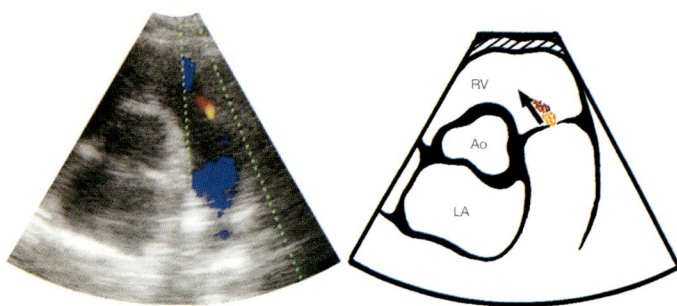

Abb. 311 und 312   Leichtgradige Pulmonalinsuffizienz im Farbdoppler.

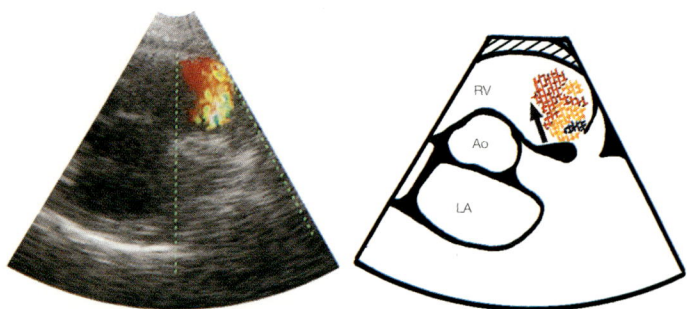

Abb. 313 und 314   Höhergradige Pulmonalinsuffizienz im Farbdoppler.

Beachte

➤ Der maximale Druckgradient einer PI erlaubt aufgrund der dopplerechokardiographisch nicht erfaßbaren diastolischen Druckkurve im rechten Ventrikel keine sichere Abschätzung des pulmonalen Spitzendrucks. Bei einem *enddiastolischen* Gradienten (Abb. 315) > 2 m/s muß mit einer signifikanten Erhöhung des pulmonalen Spitzendrucks gerechnet werden.

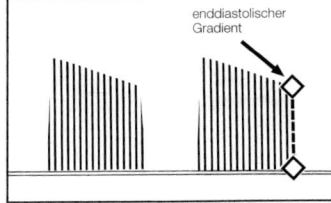

Abb. 315 Doppler-Diagramm einer Pulmonalinsuffizienz: Enddiastolischer Gradient > 2 m/s ~ pulmonale Hypertonie.

Zusammenfassung

➤ Kleine Pumonalklappeninsuffizienzen haben keine pathologische Relevanz.
➤ Zur Quantifizierung eignet sich die lokale Ausdehnung der Regurgitationswolke unter Berücksichtigung des CW-Doppler-Diagramms.

Prozedere

➤ Pulmonalklappeninsuffizienzen entstehen meist infolge einer pulmonalen Hypertonie bei Lungenerkrankungen und linkskardialen Erkrankungen mit konsekutiver Druckerhöhung im Lungenkreislauf. Aufgrund dessen ist die **Behandlung der Grunderkrankung** vorrangig.
➤ **Endokarditisprophylaxe** bei allen zur Bakteriämie neigenden Eingriffen.

Dilatative Kardiomyopathie (DCM)

DCM im B-Bild

➤ Globale Dilatation meistens der linkskardialen Herzhöhlen mit diffus einge-schränkter ventrikulärer Kontraktilität (Abb. 316).
➤ Mögliche intrakardiale Thrombenbildung, besonders im Bereich der Ventrikel-spitzen (Abb. 317).

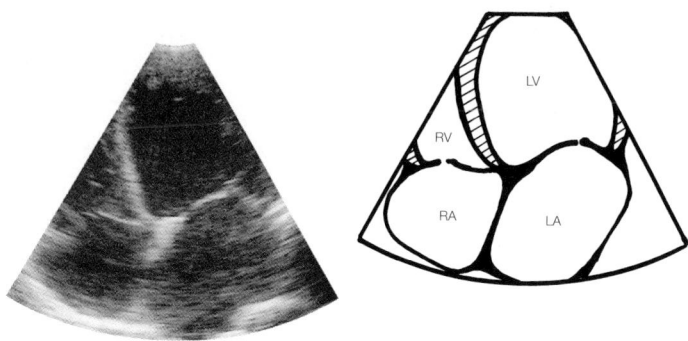

Abb. 316 und 317   Dilatierte Herzhöhlen bei dilatativer Kardiomyopathie.

DCM im M-Mode

➤ Auffallend geringe Klappenseparation als Ausdruck des erniedrigten Schlagvo-lumens (Abb. 318 und 319).
➤ Vergrößerter E-Septum-Abstand und vergrößerter enddiastolischer Ventrikel-durchmesser, genaue Dokumentation zur Verlaufskontrolle.

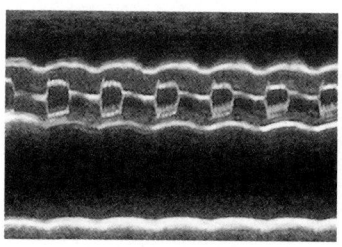

Abb. 318   Verminderte Aortenklap-penseparation bei DCM.

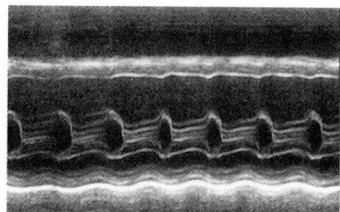

Abb. 319   Verminderte Mitralklappen-separation bei DCM.

DCM im Doppler

➤ Bestimmung des Herzzeitvolumens (mittels Ableitung des systolischen Ausstroms über die Aortenklappe (siehe Hämodynamik, S. 56) und Berechnung des systemischen Widerstandes (S. 60) zur Optimierung der Therapie mit Vasodilatantien.
➤ Erfassung einer sekundären pulmonalen Hypertonie bei bestehender Trikuspidalinsuffizienz (siehe Pulmonale Hypertonie, S. 148).

DCM im Farbdoppler

➤ Auffallend niedrige transvalvuläre Flüsse als Ausdruck des verminderten Schlagvolumens.
➤ Häufig geringgradige Mitralinsuffizienz darstellbar (Abb. 320 und 321).

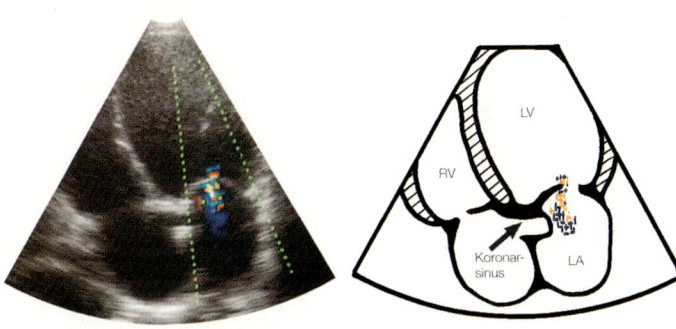

Abb. 320 und 321   Geringe Mitralinsuffizienz bei DCM.

➤ Aufsuchen einer Trikuspidalinsuffizienz zur Erfassung einer pulmonalen Hypertonie (Abb. 322 und 323).

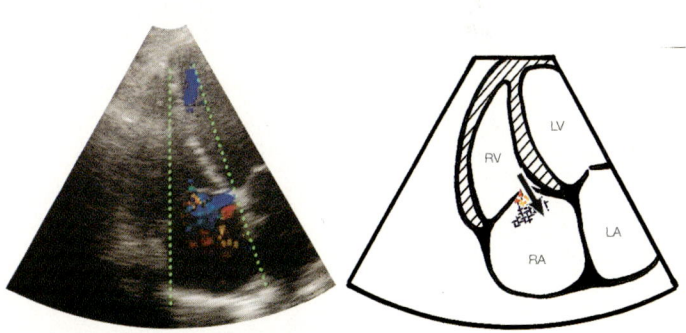

Abb. 322 und 323   Geringe Trikuspidalinsuffizienz bei DCM.

Dilatative Kardiomyopathie (DCM)

Beachte

➤ Zwischen einer dilatativen Kardiomyopathie und einer dilatativen Verlaufsform einer koronaren Herzkrankheit kann insbesondere bei fehlenden segmentalen Kontraktionsstörungen echokardiographisch nicht unterschieden werden.

Zusammenfassung

➤ Die Diagnose der DCM erfolgt durch die ein- und zweidimensionale Echokardiographie.
➤ Zur Verlaufsbeobachtung ist der linksventrikuläre enddiastolische Durchmesser exakt zu dokumentieren.
➤ Die Doppler-Echokardiographie wird zur Therapiekontrolle eingesetzt (Bestimmung des pulmonalen Spitzendrucks und des systemischen Widerstands).

Prozedere

➤ In Abhängigkeit von der klinischen Symptomatik (Angina pectoris) **Linksherzkatheter** zur Differenzierung zwischen DCM und dilatativem Verlauf einer koronaren Herzerkrankung.
➤ **Überprüfung der Indikation zur Herztransplantation** nach Ausschöpfen der medikamentösen Therapie.

▨▨▨ Hypertrophe nicht-obstruktive Kardiomyopathie (HNCM)

HNCM im B-Bild _____

➤ Auffallend konzentrisch verdickter linker Ventrikel (Abb. 324 und 325).
➤ Morphologisch unauffällige Aortenklappe.

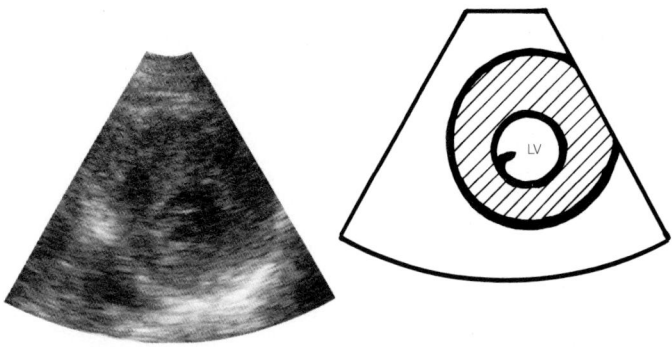

Abb. 324 und 325   Linksventrikuläre Hypertrophie bei hypertropher nicht-obstruktiver Kardiomyopathie.

HNCM im M-Mode _____

➤ Enddiastolische Durchmesser und Dicke der Ventrikelwände sind in der parasternalen kurzen Achse zu dokumentieren (Abb. 326 und 327).

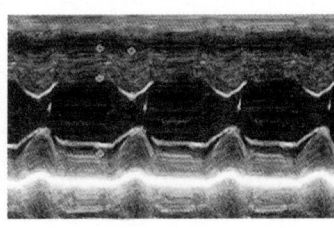 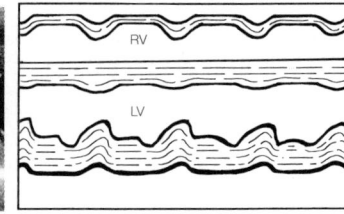

Abb. 326 und 327   Dokumentation der linksventrikulären Hypertrophie bei hypertropher nicht-obstruktiver Kardiomyopathie.

HNCM im Doppler _____

➤ Um eine funktionelle Obstruktion auszuschließen, sollte im apikalen 4- und 3-Kammerblick mit dem CW-Doppler das Ventrikelkavum sowie die linksventrikuläre Ausstrombahn sorgfältig auf einen Gradienten untersucht werden (siehe auch hypertrophe obstruktive Kardiomyopathie, S. 139).

Hypertrophe nicht-obstruktive Kardiomyopathie (HNCM)

➤ Ausschluß eines signifikanten Gradienten über der Aortenklappe.
➤ Darstellung einer Trikuspidalinsuffizienz zur Erfassung einer sekundären pulmonalen Hypertonie.

HNCM im Farbdoppler

➤ Darstellung des regelrechten linksventrikulären Ausstroms zum Ausschluß einer funktionellen Obstruktion.
➤ Erfassung einer Trikuspidalinsuffizienz zur Frage einer sekundären pulmonalen Hypertonie.

Beachte

➤ Die Diagnose „HNCM" ist grundsätzlich eine Ausschlußdiagnose im Sinne von „Hypertrophie ohne linksventrikuläre Druckbelastung", es darf also keine valvuläre oder subvalvuläre Aortenklappenstenose oder arterielle Hypertonie bestehen.
➤ Die Abgrenzung zu infiltrativen myokardialen Erkrankungen (z.B. Amyloidose, Glykogenose) ist letztendlich nur durch die Myokardbiopsie möglich.

Zusammenfassung

➤ Die Diagnose der hypertrophen Kardiomyopathien erfolgt durch die ein- und zweidimensionale Echokardiographie.
➤ Zur Abgrenzung der hypertrophen Kardiomyopathien mit Obstruktion ist eine genaue Doppleruntersuchung erforderlich.

Prozedere

➤ Untersuchung von Familienangehörigen.
➤ **Langzeitelektrokardiographie** zur Frage komplexer ventrikulärer Rhythmusstörungen.
➤ **Weiterführende Diagnostik** zum Ausschluß einer infiltrativen Kardiomyopathie (Amyloidose, Sarkoidose), eventuell Myokardbiopsie.

HOCM im B-Bild

➤ Ausgeprägte asymmetrische Verdickung des interventrikulären Septums mit häufig ballonartiger Auftreibung in der parasternalen langen Achse (> 15 mm, Abb. 328–331).
➤ Quotient Septumdicke/Hinterwanddicke > 1,3.
➤ Reduzierte Kontraktilität des Septums trotz Hypertrophie.
➤ Bananenförmige Konfiguration des Ventrikelkavums im 4-Kammerblick.

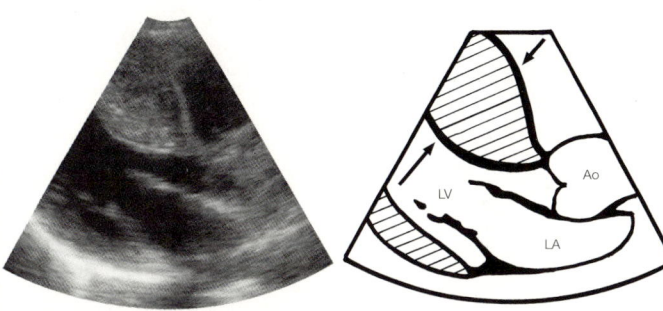

Abb. 328 und 329   Asymmetrische Septumhypertrophie bei HOCM, parasternale lange Achse.

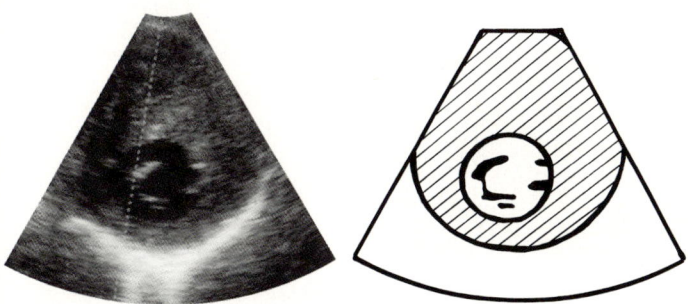

Abb. 330 und 331   Asymmetrische Septumhypertrophie bei HOCM, parasternale kurze Achse.

Hypertrophe obstruktive Kardiomyopathie (HOCM)

HOCM im M-Mode

➤ Systolische Anteriorbewegung des Mitralklappenapparates (sogenannter SAM = systolic anterior movement, Abb. 332 und 333).
➤ Frühsystolische Rückstellbewegung der Aortenklappe.

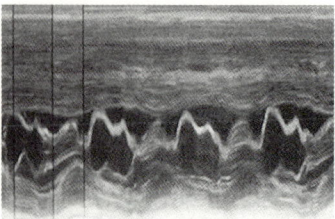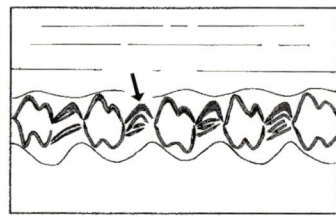

Abb. 332 und 333   Systolische Anteriorbewegung der Mitralklappe (SAM) bei HOCM.

HOCM im Doppler

➤ Typischer säbelscheidenartiger Gradient (in der mittleren und späten Systole) in der linksventrikulären Ausstrombahn nachweisbar (Abb. 334 und 335).
➤ Häufig begleitende Mitralinsuffizienz nachweisbar, der HOCM-Jet ist aufgrund der typischen Konfiguration und des mittleren bis spätsystolischen Auftretens davon gut zu differenzieren.

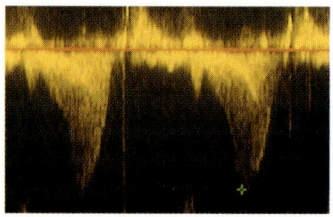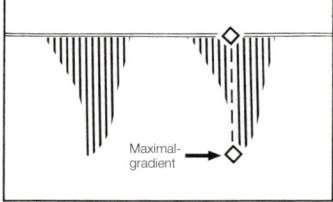

Abb. 334 und 335   Säbelscheidenartiger Dopplergradient bei HOCM.

HOCM im Farbdoppler

➤ Strömungsbeschleunigung in der linksventrikulären Ausstrombahn (Abb. 336 und 337).

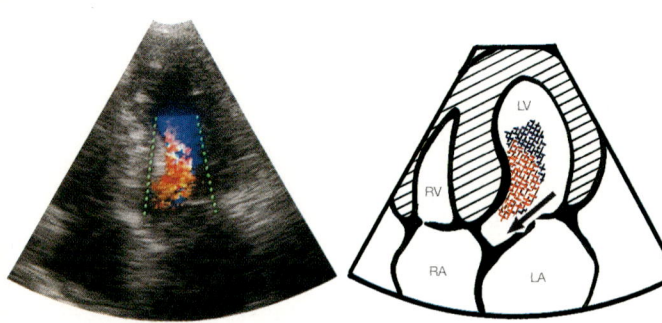

Abb. 336 und 337   Strömungsbeschleunigung in der linksventrikulären Ausstrombahn bei HOCM.

➤ Im **Color-M-Mode** läßt sich der Jet bei der HOCM im Bereich des linksventrikulären Ausstroms darstellen und somit gut von einer begleitenden Mitralinsuffizienz differenzieren (Abb. 338 und 339).

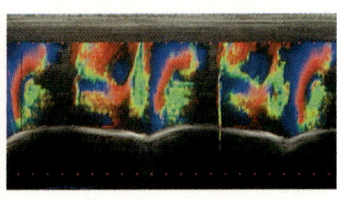
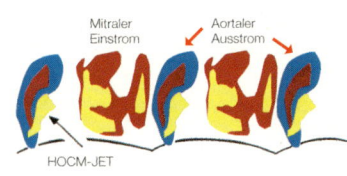

Abb. 338 und 339   Color-M-Mode bei HOCM.

Beachte

➤ Der asymmetrisch-obstruktive Septumanteil ist typischerweise proximal lokalisiert, kann aber auch medioventrikulär oder spitzennah vorkommen.
➤ Das SAM ist zwar typisch für die HOCM, jedoch nicht pathognomisch, Vorkommen auch bei Aortenstenose, Aorteninsuffizienz, arterieller Hypertonie.
➤ Der maximale Druckgradient (gute Korrelation mit invasiv gemessenen Gradienten) ist zur Verlaufskontrolle mit Angabe der aktuellen Herzfrequenz zu dokumentieren (relevante Gradienten liegen > 40 mmHg).

Hypertrophe obstruktive Kardiomyopathie (HOCM) ▬▬▬▬

➤ In Ruhe bestehen häufig keine signifikanten Gradienten, dann Untersuchung mit **Provokationsmanövern** zur Demaskierung:
1. Applikation von Nitrospray.
2. Valsalva-Preßversuch.
3. Körperliche Belastung (z. B. Kniebeugen).

Zusammenfassung

➤ Bei der HOCM kann der obstruktiv wirksame Ventrikelanteil infundibulär, medioventrikulär oder apikal lokalisiert sein.
➤ Der Nachweis und die Quantifizierung der funktionellen Obstruktion erfolgt durch die transthorakale Doppler-Sonographie.

Prozedere

➤ **Echokardiographische Verlaufskontrollen** unter medikamentöser Therapie.
➤ Bei korrelierender Symptomatik und medikamentös refraktärer Obstruktion **Myektomie** erwägen (alternativ Katheterintervention mit Alkoholablation des 1. Septalastes).
➤ Aufgrund des hohen Winkelfehlers bei Ableitung intraventrikulärer Flüsse ist die **transösophageale Echokardiographie** zur Quantifizierung eines obstruktiven Gradienten wenig geeignet.
➤ Untersuchung von Familienangehörigen.
➤ **Langzeitelektrokardiographie** zur Frage komplexer ventrikulärer Rhythmusstörungen.

RCM im B-Bild

➤ Bei Infiltration des Myokards (z. B. Amyloidose, Hämochromatose, Glykogenose, Sarkoidose) konzentrische Hypertrophie des Myokards mit auffallend schollgem Reflexmuster (Abb. 340 und 341).

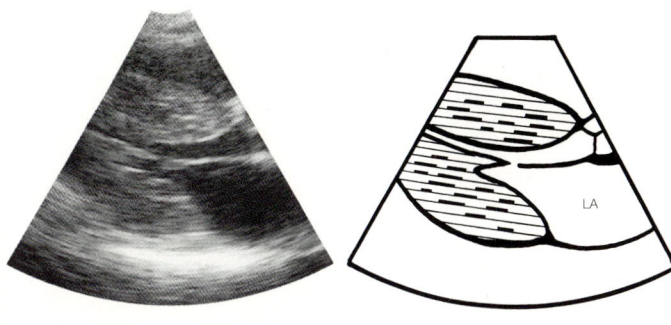

Abb. 340 und 341 Restriktive Kardiomyopathie bei Amyloidose.

RCM im M-Mode

➤ „Hypertrophiertes" Myokard mit verminderter Kontraktionsamplitude (Abb. 342 und 343).

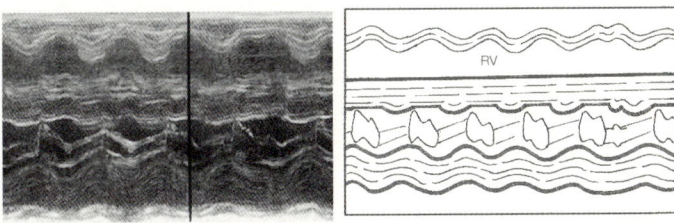

Abb. 342 und 343 Verdicktes Myokard mit verminderter Kontraktion bei RCM infolge Amyloidose.

Restriktive Kardiomyopathie (RCM)

RCM im Doppler

➤ Im transmitralen Flußprofil ist die frühdiastolische Füllungsgeschwindigkeit beschleunigt, entsprechend besteht eine stark überhöhte E-Welle (Abb. 344 und 345).

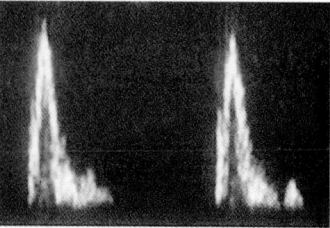 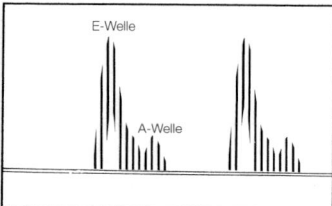

Abb. 344 und 345   Doppler-Diagramm einer überhöhten E-Welle bei RCM.

RCM im Farbdoppler

➤ Es bestehen keine charakteristischen farbdopplerechokardiographischen Befunde.
➤ Bei linksführender Herzinsuffizienz kann über eine Trikuspidalinsuffizienz der rechtskardiale Spitzendruck geschätzt werden (siehe Pulmonale Hypertonie, S. 148).

Zusammenfassung

➤ Die Diagnostik der restriktiven Kardiomyopathien beruht wesentlich auf der zweidimensionalen Echokardiographie, die Abgrenzung zu den hypertrophen Kardiomyopathien ist erforderlich.

Prozedere

➤ **Weiterführende Diagnostik** zur Frage der Amyloidose, Hämochromatose, Glukogenose, Sarkoidose.
➤ Bei diagnostischem Zweifel **Myokardbiopsie** erwägen.
➤ Unter medikamentöser Therapie (Nachlastsenkung) **Dokumentation des Herzzeitvolumens und einer pulmonaler Hypertonie**.

Hypertensive Herzkrankheit im B-Bild

➤ Mäßige bis ausgeprägte, meist septumbetonte linksventrikuläre Hypertrophie (> 12 mm) ohne Nachweis segmentaler Kontraktionsstörungen (Abb. 346 und 347), in Spätstadien exzentrische linksventrikuläre Hypertrophie.
➤ Häufig degenerative und sklerosierende Veränderungen an der Aortenklappe.

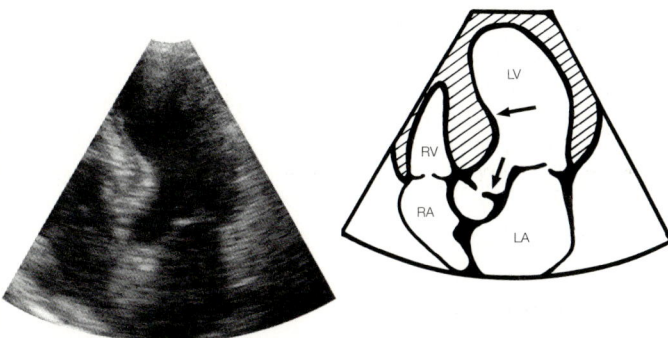

Abb. 346 und 347   Hypertensive Herzerkrankung mit septumbetonter linksventrikulärer Hypertrophie und Aortenklappensklerose.

Hypertensive Herzkrankheit im M-Mode

➤ Genaues Ausmessen der Ventrikelwanddicken in der parasternalen kurzen Achse.
➤ Normale Kontraktilität des Septums (im Gegensatz zur HOCM: eingeschränkte Septumkontraktilität).

Hypertensive Herzkrankheit im Doppler

➤ Bei ausgeprägter Septumhypertrophie kann sich eine funktionelle Obstruktion wie bei HOCM ausbilden (Abb. 348 und 349).

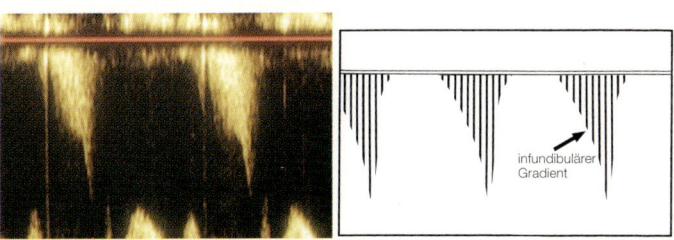

Abb. 348 und 349   Infundibulärer Druckgradient bei hypertensiver Herzkrankheit.

Hypertensive Herzkrankheit

➤ Dokumentation des linksventrikulären Ausstroms zum Ausschluß einer Aortenklappenstenose.
➤ Bei unauffälliger Aortenklappe Bestimmung des Herzzeitvolumens (S. 60) zur Berechnung des peripheren arteriellen Widerstands.
➤ Häufig pathologisches E/A-Verhältnis als Hinweis für eine diastolische Funktionsstörung.

Hypertensive Herzkrankheit im Farbdoppler

➤ Nachweis einer infundibulären Flußbeschleunigung bei funktionell wirksamer Septumhypertrophie (Abb. 350 und 351).

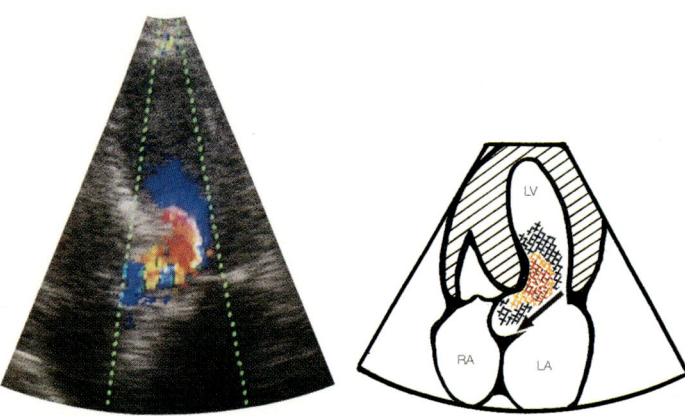

Abb. 350 und 351   Infundibuläre Flußbeschleunigung bei hypertensiver Herzkrankheit.

Beachte

➤ Zur Abgrenzung gegen die HOCM ist die Anamnese zu erheben (langjährige arterielle Hypertonie).
➤ Bei infundibulärer Obstruktion ist die Flußbeschleunigung provozierbar (körperliche Belastung, Valsalva-Manöver, Nitrospray, siehe HOCM, S. 142).

Zusammenfassung

➤ Das Ausmaß der linksventrikulären Hypertrophie und sekundärer Schädigungen bei hypertensiver Herzkrankheit ist durch die ein- und zweidimensionale Echokardiographie gut zu erfassen.

➤ Mittels Doppler-Echokardiographie können die Komplikationen (Druckerhöhung im kleinen Kreislauf) und hämodynamischen Veränderungen (Höhe des peripheren arteriellen Widerstands) erfaßt werden.

Prozedere

➤ **Halbjährliche echokardiographische Verlaufskontrollen** zur Frage der Regredienz der linksventrikulären Muskelmasse unter Therapie.

Pulmonale Hypertonie

Einschätzung der pulmonalen Hypertonie über einer Trikuspidalinsuffizienz

➤ Bei pulmonaler Hypertonie kann der **Druckgradient** zwischen dem rechten Ventrikel und dem rechten Vorhof aus der (häufig begleitenden) Trikuspidalklappeninsuffizienz berechnet werden.

➤ Durch Addition des Druckgradienten über der Trikuspidalklappe mit dem rechtsatrialen Druck (~ geschätzter zentraler Venendruck anhand der Halsveneneinflußstauung) kann der **pulmonale Spitzendruck** hinreichend genau berechnet werden.

➤ Der **rechtsatriale Druck** wird durch Darstellung der Weite der V. cava inferior in Höhe des Leberunterrandes in Rückenlage wie folgt geschätzt:
  – Systolisch kollabierte VCI ~ + 5 mmHg
  – Mäßig dilatierte VCI ~ + 10 mmHg
  – Ektatische VCI ~ + 15 mmHg

➤ **Durchführung:**
  – Im apikalen 4-Kammerblick achsengerechte Anlotung einer Trikuspidalinsuffizienz mit dem CW-Doppler.
  – Ausmessen des maximalen Druckgradienten nach der Bernoulli-Gleichung (Abb. 352 und 353).
  – Addition des geschätzten Vorhofdrucks.

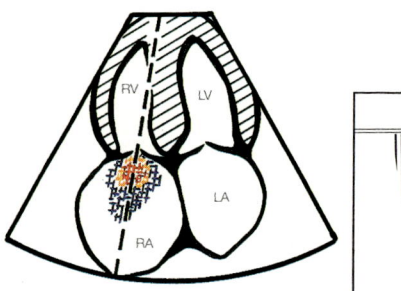
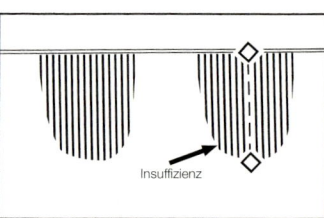

Abb. 352 und 353   Bestimmung des rechtskardialen Spitzendrucks über einer Trikuspidalinsuffizienz.

➤ **Bewertung:**
  – < 30 mmHg ~ keine pulmonale Hypertonie
  – 30 – 50 mmHg ~ mäßige pulmonale Hypertonie
  – > 50 mmHg ~ schwere pulmonale Hypertonie

Einschätzung einer pulmonalen Hypertonie über einer Pulmonalinsuffizienz

➤ Siehe Pulmonalklappeninsuffizienz (S. 133).

Akutes Cor pulmonale im B-Bild

➤ Beweisend ist der Nachweis von intrakardialen Thromben (Abb. 354 und 355).
➤ Bei massiver Lungenembolie rechtskardiale Dilatation ohne Nachweis einer rechtsventrikulären Hypertrophie.
➤ Der rechte Vorhof sollte zum Ausschluß eines Vorhofmyxoms detailliert dargestellt werden.
➤ Dilatation der Pulmonalarterie (rechte Pulmonalarterie im suprasternalen Fenster > 22 mm Durchmesser).

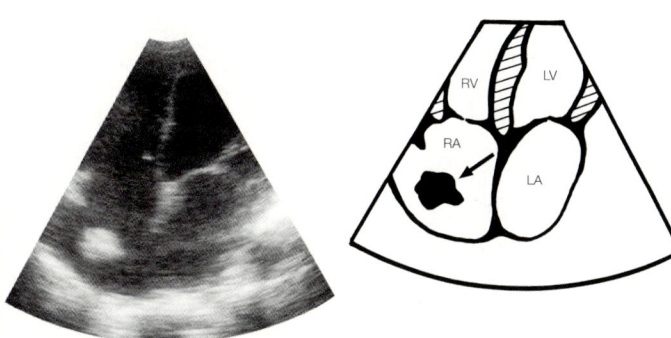

Abb. 354 und 355   Thromben im rechten Vorhof.

Akutes Cor pulmonale im M-Mode

➤ Dokumentation des rechtsventrikulären Durchmessers.
➤ Bei relevanter Lungenembolie Zunahme der rechtskardialen Diameter bei relativer Abnahme der linkskardialen Diameter.
➤ In der kurzen parasternalen Achse paradoxe Septumbewegung.

Akutes Cor pulmonale im Doppler

➤ Bestimmung des rechtskardialen Spitzendrucks über einer begleitenden Trikuspidalinsuffizienz (S. 148).

Beachte

➤ Echokardiographische Verlaufskontrollen sowie der Vergleich mit Vorbefunden sind unbedingt anzustreben.
➤ Ein unauffälliger Echokardiographiebefund schließt eine kleine Lungenembolie nicht aus.

Prozedere

➤ **Lungenperfusions- (und Ventilations-)zintigramm.**
➤ **Farbdoppler** der Beinvenen, V. cava und stammnahen Thoraxvenen.

Chronisches Cor pulmonale

Chronisches Cor pulmonale im B-Bild

➤ Rechtskardiale Dilatation.
➤ Eine Erweiterung der Pulmonalarterie ist nicht so häufig wie bei dem akuten Cor pulmonale festzustellen.
➤ Im subkostalen bzw. subxiphoidalen 4-Kammerblick Verdickung der rechtsventrikulären Vorderwand > 5 mm (Messung vorzugsweise in einem nicht trabekulierten Ventrikelareal, Abb. 356 und 357).
➤ Normokinetischer, häufig hyperkinetischer rechter Ventrikel.

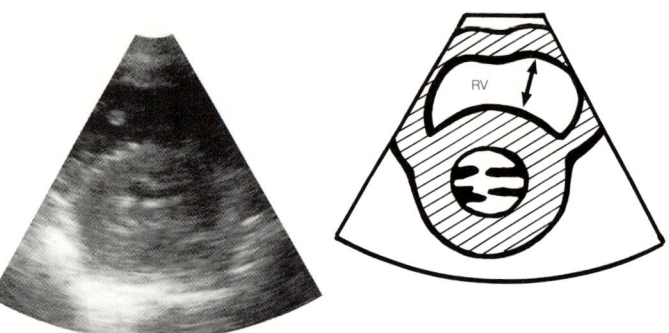

Abb. 356 und 357 Dilatierter rechter Ventrikel mit hypertrophierter Muskulatur bei chronischem Cor pulmonale.

Chronisches Cor pulmonale im M-Mode

➤ Dokumentation der rechtsventrikulären Diameter zur Verlaufskontrolle.
➤ Häufig Septumbewegung nach anterior nachweisbar (Abb. 358 und 359).

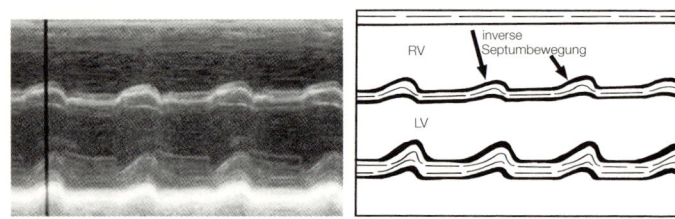

Abb. 358 und 359 Dilatierter rechter Ventrikel im M-Mode, inverse Septumbewegung nach anterior.

Chronisches Cor pulmonale im Doppler

➤ Abschätzung der rechtskardialen Drücke über einer Trikuspidalinsuffizienz und einer Pulmonalinsuffizienz.

Zusammenfassung

➤ Zur **Abgrenzung des chronischen Cor pulmonale zum akuten Cor pulmonale** dienen folgende Kriterien:
  – Hypertrophie des rechtsventrikulären Myokards.
  – Befundkonstanz bei Verlaufskontrollen.
  – Normal weiter Pulmonalarterienstamm bzw. rechte Pulmonalarterie.
  – Normo-hyperkinetischer rechter Ventrikel.

Prozedere

➤ **Röntgen-Thorax, Lungenfunktion** zur Frage einer Lungenerkrankung.
➤ **Venenfarbdoppler** zur Frage stattgehabter Thrombembolien.

Koronare Herzkrankheit (KHK)

Echokardiographische Befunde

➤ **Wandbewegungsstörungen:**
  1. Hypokinesie = Kontraktilitätsminderung ~ Ischämie.
  2. Akinesie = fehlende Kontraktilität ~ manifester Infarkt.
  3. Dyskinesie = paradoxe oder gegenläufige Bewegung ~ Aneurysma.
➤ Endokardiale Thrombenbildung.
➤ Neu aufgetretene Klappeninsuffizienzen (Mitralinsuffizienz aufgrund Papillar-muskeldysfunktion oder Sehnenfadenabriß).
➤ Perikarderguß (Pericarditis epistenocardiaca).
➤ Myokardrupturen mit Herzbeuteltamponade.
➤ Septumrupturen mit postinfarziellem Ventrikelseptumdefekt.

Vorderwandinfarkt im B-Bild

➤ Aneurysmatischer Bezirk der gesamten Vorderwandspitze (Abb. 360 – 363).

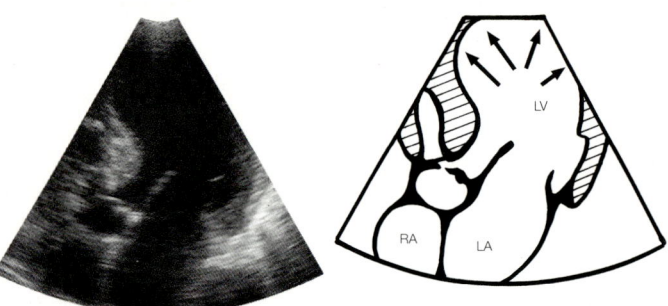

Abb. 360 und 361   Vorderwandinfarkt diastolisch.

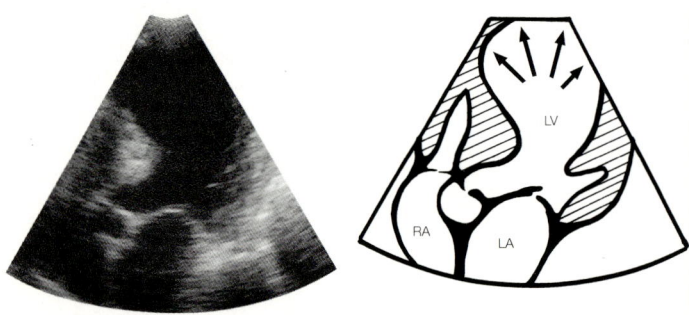

Abb. 362 und 363   Vorderwandinfarkt systolisch.

Vorderwandinfarkt im Farbdoppler

➤ Bei nekrotischem Septum können Rupturen des Interventrikularseptums mit Links-Rechts-Shunt im Bereich der infarzierten Abschnitte auftreten (Abb. 364 und 365).

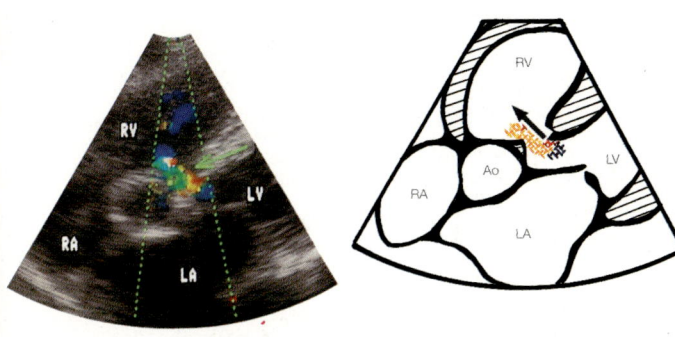

Abb. 364 und 365   Septumruptur mit Links-Rechts-Shunt bei Septuminfarkt.

➤ Im Infarktbereich können sich Thromben ausbilden (Abb. 366 – 369).

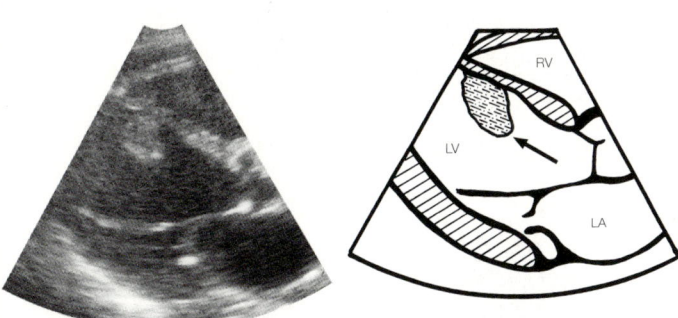

Abb. 366 und 367   Flottierender Ventrikelthrombus bei Vorderwandinfarkt.

Koronare Herzkrankheit (KHK)

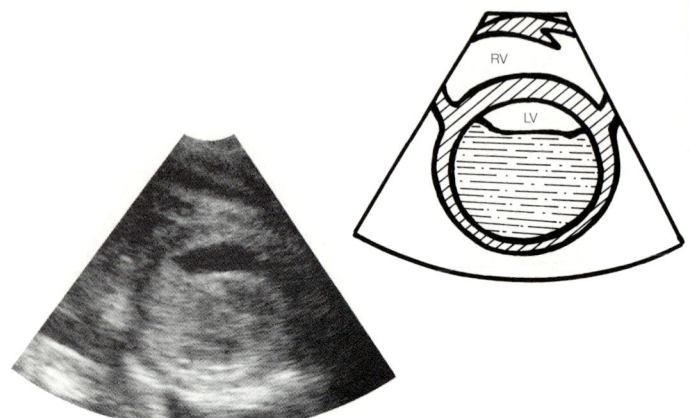

Abb. 368 und 369 Apikaler Ventrikelthrombus bei großem apikalem Infarkt (kurze Achse parasternal) mit fast vollständiger Ausfüllung des Ventrikellumens.

Vorderwandinfarkt im M-Mode

➤ Bei nichtbetroffenen proximalen Ventrikelabschnitten kann die Bestimmung der Verkürzungsfraktion aus der parasternalen Achse unauffällige Werte ergeben. Sie ist daher (wie bei allen regionalen Kontraktionsstörungen) zur Abschätzung der Ventrikelfunktion nicht zulässig.

Hinterwandinfarkt im B-Bild

➤ Akinetische Bezirke im Bereich der Hinterwand sind besonders gut in der parasternalen kurzen Achse sowie im 3-(5-)Kammerblick darstellbar (Abb. 370 – 373).

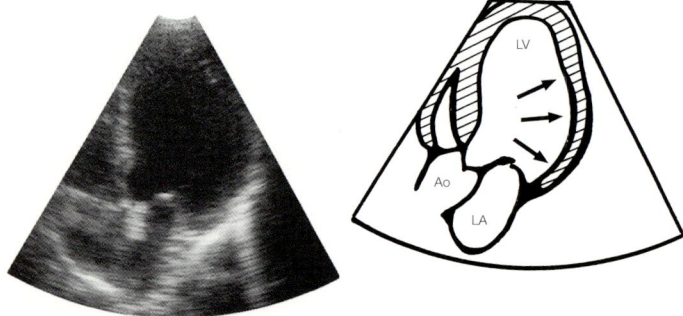

Abb. 370 und 371 Hinterseitenwandinfarkt diastolisch.

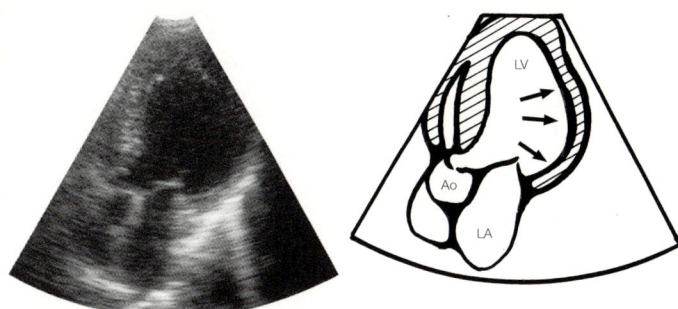

Abb. 372 und 373   Hinterseitenwandinfarkt systolisch.

Hinterwandinfarkt im M-Mode

➤ Die häufig gesteigerte Septumkontraktilität kontrastiert mit der akinetischen Hinterwand.

Hinterwandinfarkt im Farbdoppler

➤ Häufig Nachweis einer Mitralinsuffizienz aufgrund einer Papillarmuskeldysfunktion.
➤ Bei höhergradiger Mitralinsuffizienz kann ein Sehnenfadenabriß vorliegen, dann sollte nach flottierenden Segelanteilen im linken Vorhof gesucht werden (siehe Mitralsegelabriß, S. 118).

Beachte

➤ Die Ventrikelspitze ist im transthorakalen Echokardiogramm häufig nicht ausreichend einsehbar. Kleine Aneurysmen oder umschriebene Kontraktilitätsstörungen in diesem Bereich entziehen sich dem echokardiographischen Nachweis.
➤ Die Beurteilung regionaler Kontraktionsstörungen setzt eine gute Abgrenzbarkeit des ventrikulären Endokards voraus.
➤ Rechtsventrikuläre Druckerhöhung sowie Leitungsblockierungen (vor allem der komplette Linksschenkelblock) können eine Kontraktilitätsstörung im septalen Bereich vortäuschen.
➤ Nach kardiochirurgischen Eingriffen sind häufig (vorübergehende) Kontraktilitätsstörungen im Bereich der anteroseptalen Wand zu beobachten.

Organveränderungen im transthorakalen Echokardiogramm

Zusammenfassung

➤ In der Differentialdiagnose des akuten Thoraxschmerzes kann die Echokardiographie wertvolle Informationen liefern, insbesondere in der akuten Infarktphase sind die akinetischen Ventrikelsegmente besonders gut darstellbar.

➤ Bei akutem Thoraxschmerz sollte echokardiographisch nach einer Perikarditis und einer Aortendissektion gefahndet werden.

➤ In der chronischen Infarktphase sind Komplikationen (Myokardrupturen, Thromben, Klappeninsuffizienzen) und Änderungen der Hämodynamik (linksventrikuläre Funktion, Erhöhung des Pulmonalarteriendrucks) erfaßbar.

Prozedere

➤ **Belastungsechokardiographie** und **Linksherzkatheter** zur Erfassung von Koronarstenosen und -verschlüssen und deren Auswirkung auf die linksventrikuläre Funktion.

Linksschenkelblock

➤ Im B-Bild angedeutete zweizeitige Septumkontraktion, die eine Kontraktilitäts-störung des Septums vortäuschen kann.
➤ Im M-Mode frühsystolische Dorsalbewegung des Kammerseptums, gefolgt von einer paradoxen Septumbewegung nach ventral (Abb. 374).

Absolute Arrhythmie bei Vorhofflimmern

➤ Im M-Mode grobe Undulation beider Mitralsegel (Abb. 375; differentialdiagno-stisch Aorteninsuffizienz: hochfrequente Oszillation nur des vorderen Mitralse-gels).
➤ Unregelmäßige Abstände der Ventrikelkontraktionen.
➤ Im Doppler nicht darstellbare oder viele kleine A-Wellen aufgrund der hochfre-quenten, hämodynamisch nur gering wirksamen Vorhofkontraktionen.

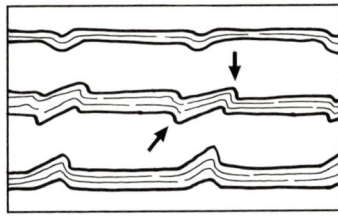 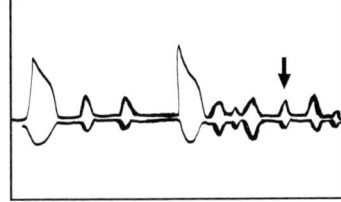

Abb. 374   M-Mode des Kammersep-tums bei Linksschenkelblock.

Abb. 375   M-Mode der Mitralklappe bei absoluter Arrhythmie.

AV-Block III°

➤ Gehäufte A-Wellen die regelmäßig auftreten, jedoch keine zeitliche Zuordnung zu den E-Wellen erkennen lassen (Abb. 376).

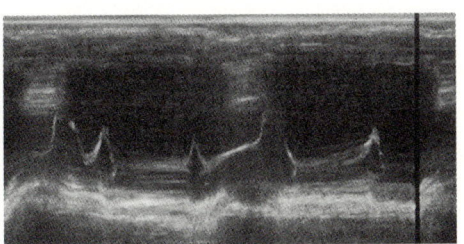

Abb. 376   Mitraler M-Mode bei AV-Block III°.

Echokardiographie bei Herzrhythmusstörungen

AV-Block II° Typ Mobitz

➤ Häufigere Vorhofkontraktionen, erkennbar an zusätzlichen A-Wellen, die typischerweise kurz nach der E-Welle auftreten und eine kleinere Amplitude als die nachfolgende A-Welle aufweisen (Abb. 377).
➤ Bei 2 : 1-Blockierung mit relativ schneller Vorhoffrequenz verschwinden im EKG die zusätzlichen P-Wellen häufig in den vorhergehenden T-Wellen: Fehldiagnose Sinusbradykardie, Demaskierung mittels Echo.

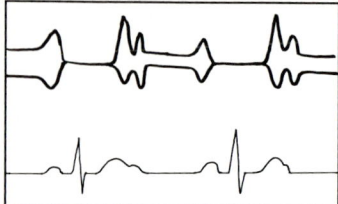

Abb. 377   Mitraler M-Mode bei AV-Block II°.

Zusammenfassung

➤ Die Echokardiographie liefert außer beim AV-Block II° Typ Mobitz keine wesentlichen Zusatzinformationen zur Rhythmusdiagnostik.
➤ Durch Reizleitungsstörungen können Kontraktionsstörungen vorgetäuscht werden.

Prozedere

➤ Reizleitungsstörungen stellen einen echokardiographischen Zufallsbefund dar, umgehende elektrokardiographische Dokumentation.

PE im B-Bild

- ➤ Echofreier Saum epikardial, der typischerweise nur bis zum Sulcus atrioventricularis reicht (Differentialdiagnose Pleuraerguß), sofern der Patient nicht am Herzen operiert wurde oder ein chronischer Perikarderguß besteht (Abb. 378 und 379).
- ➤ Häufig nachweisbare echoarme Areale ventral des rechten Ventrikels sind meist epikardiales Fettgewebe.
- ➤ Bei chronischen oder hämorrhagischen Perikardergüssen kann die Ergußflüssigkeit zunehmend echodichter werden.
- ➤ Besonders bei fibrinreichen Perikardergüssen kann eine Kammerung auftreten.

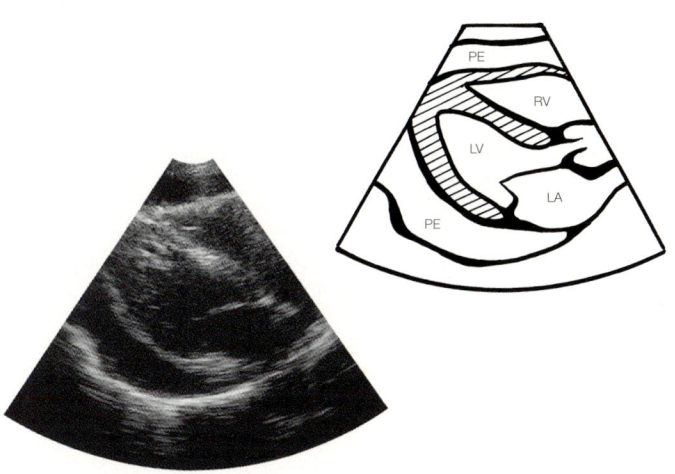

Abb. 378 und 379   Perikarderguß.

PE im M-Mode

- ➤ Bei kleinen PE tritt lediglich eine systolische Separation des Epikards auf (bei Fettgewebe systolisch und diastolisch konstanter echoarmer Saum) (Abb. 380).
- ➤ Bei ausgedehntem PE („swinging heart") sind M-Mode-Messungen zur Bestimmung der kardialen Diameter nicht sinnvoll (Abb. 381).

Perikarderguß (PE)

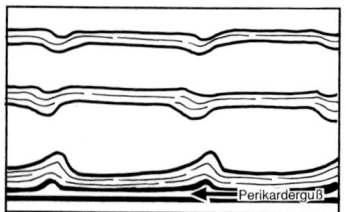

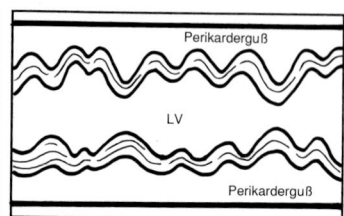

Abb. 380   M-Mode bei geringem Perikarderguß.

Abb. 381   M-Mode bei ausgedehntem Perikarderguß.

PE im Doppler

➤ Im transmitralen Einstrom Überhöhung der A-Welle (pathologischer E/A-Quotient) als Hinweis für diastolische Füllungsbehinderung.
➤ Schneller frühdiastolischer Einstrom, der abrupt durch die behinderte Ausdehnung des Ventrikels gestoppt wird; entsprechend findet sich eine systolische Flußumkehr in den großen Venen.

PE im Farbdoppler

➤ Bei kleinen PE können Flußsignale (hervorgerufen durch die schraubenförmige Ventrikelkontraktion) dargestellt werden; dies erleichtert die Differenzierung zum epikardialen Fettgewebe.

PE im Kontrastecho

➤ Nach Punktion des Herzbeutels läßt sich die Lage der Punktionsnadel bzw. des Pigtail-Katheters durch Instillation eines Echokontrastmittels dokumentieren.

Beachte

➤ Die Größe eines PE korreliert nicht mit der hämodynamischen Relevanz.
➤ Bei hämodynamisch relevanten PE besteht in der Regel eine ausgeprägte Tachykardie mit Frequenzen um 150/Minute, die eine M-Mode-Darstellung der behinderten Auswärtsbewegung des rechten Ventrikels häufig unmöglich macht.
➤ **Tamponadekriterien:**
  1. Ausgeprägte inspiratorische Zunahme des Durchmessers des rechten Ventrikels bei gleichzeitiger Abnahme des Durchmessers des linken Ventrikels.
  2. Inspiratorische Zunahme der maximalen Flußgeschwindigkeit (CW-Doppler) in der Pulmonalarterie (+50%) bei gleichzeitiger Abnahme der Flußgeschwindigkeit in der Aorta.
➤ Berechnungen der Flüssigkeitsmenge aus (eindimensionalen) Parametern sind nicht sehr zuverlässig.

Zusammenfassung

➤ Die zweidimensionale Echokardiographie ist die sensitivste Methode zur Darstellung eines Perikardergusses.
➤ Insbesondere begleitende Tachykardien erschweren die Abgrenzung hämodynamisch relevanter Perikardergüsse, so daß die Diagnose „Herzbeuteltamponade" auch unter Berücksichtigung klinischer Gesichtspunkte (Tachykardie, Hypotonie, Blutdruckabfall nach Inspiration, Einflußstauung) zu stellen ist.

Prozedere

➤ Zunächst **nichtinvasive Diagnostik** (Infektions- und rheumatische Erkrankungen, Schilddrüsenerkrankungen, Neoplasien).
➤ Bei fehlenden richtungweisenden Befunden **Perikardpunktion bzw. -drainage** mit Gewinnung von Material zur zytologischen Untersuchung.

Perikarderkrankungen

Perikarderkrankungen im B-Bild

➤ **Bei epi- und perikardialer Beteiligung im Rahmen neoplastischer Erkrankungen:** Perikarderguß mit appositionierten Raumforderungen (Abb. 382 und 383).

➤ **Bei Echinokokkenzysten:** Septierte Zyste ohne intraluminäre Raumforderung.

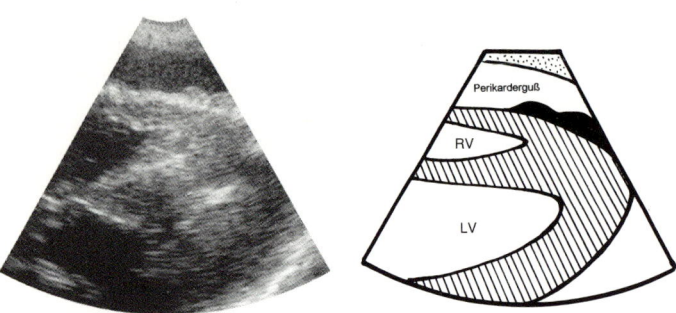

Abb. 382 und 383   Epikardiale Appositionen bei malignem Perikarderguß.

Perikarderkrankungen im M-Mode

➤ Perikardergüsse sind als echofreie bzw. echoarme Zone zwischen Peri- und Epikard nachweisbar.

➤ Bei konstriktiver Perikarditis vermehrte Echogenität des dorsalen Perikards mit verminderter systolischer Amplitude ($< 2\,mm$); häufig findet sich auch eine schnelle Schließungsbewegung der Mitralklappe und paradoxe Septumbewegung.

Perikarderkrankungen im Doppler/Farbdoppler

➤ Abgrenzung perikardialer Strukturen von vaskulären Strukturen (z. B. darstellbare Aorta descendens hinter dem linken Vorhof).

➤ Darstellung aberrierender Gefäße.

➤ Differenzierung solider Perikardverdickung von Perikardergüssen (Nachweis von kontraktionssynchronen intraperikardialen Doppler-Signalen).

Zusammenfassung

➤ Die zweidimensionale Echokardiographie liefert wertvolle Hinweise bei tumorösen Perikarderkrankungen.

➤ Die Doppler-Echokardiographie gestattet die Abgrenzung zystischer Strukturen zu aberrierenden Gefäßen.

➤ Bei Raumforderungen im hinteren Mediastinum ist eine transösophageale Echokardiographie zu empfehlen.

Endokarditis im B-Bild

➤ Unscharf, unregelmäßig und zottig konturierte, meist echodichte Strukturen auf den Klappensegeln ~ „endokarditische Vegetationen".

➤ Auffallend hohe Beweglichkeit von gestielten Vegetationen (Abb. 384 – 389: Aortenklappenendokarditis; Abb. 388 – 391: Mitralklappenendokarditis).

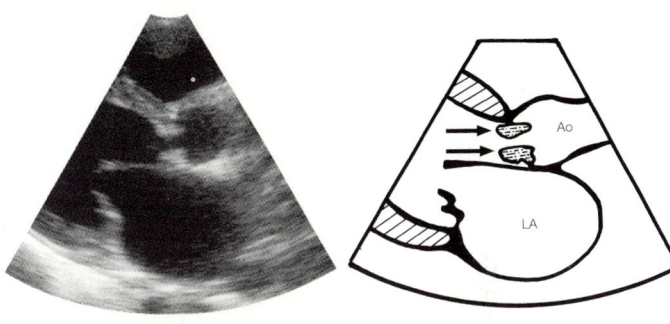

Abb. 384 und 385   Aortenklappenendokarditis diastolisch.

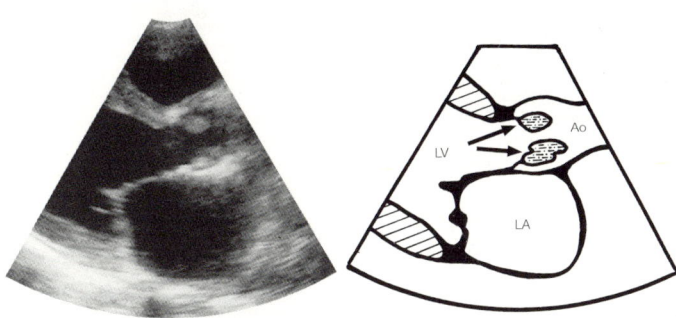

Abb. 386 und 387   Aortenklappenendokarditis systolisch.

Endokarditis

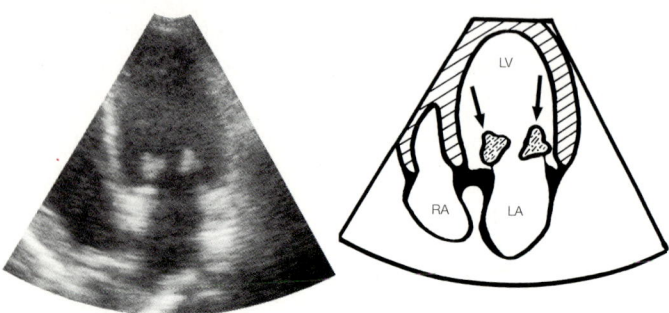

Abb. 388 und 389   Mitralklappenendokarditis diastolisch.

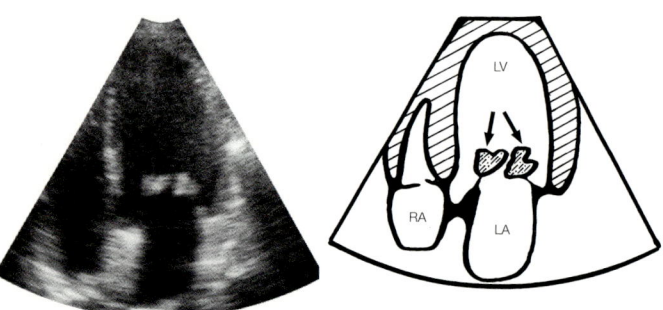

Abb. 390 und 391   Mitralklappenendokarditis systolisch.

Endokarditis im M-Mode

➤ Aufgrund der hohen Beweglichkeit endokarditischer Vegetationen kommen sie im M-Mode immer nur phasenweise zur Darstellung.

Endokarditis im Doppler/Farbdoppler

➤ Infolge der Klappendestruktionen entstehen die klinisch führenden Insuffizienzen, die entsprechend zu quantifizieren sind.

Beachte

➤ Der fehlende Nachweis von Vegetationen schließt eine Endokarditis nicht aus, bei klinischem Verdacht engmaschige Verlaufskontrollen.

Zusammenfassung

➤ Die zweidimensionale Echokardiographie ist zum Nachweis endokarditischer Appositionen Methode der Wahl.
➤ Bei unklaren Befunden sollte unbedingt eine TEE durchgeführt werden.

Prozedere

➤ Bei Endokarditisverdacht und/oder Nachweis von Appositionen sofortige **Blutkulturen** und anschließende **Antibiose**. Nach Auswertung der Blutkulturen Therapie nach Antibiogramm.
➤ Bei progredienter Klappeninsuffizienz mit hämodynamischer Instabilität Rücksprache mit dem Kardiochirurgen.

Aneurysma dissecans aortae

Aneurysma dissecans im B-Bild

➤ Meistens dilatierte Aortenwurzel (Abb. 393 und 393).
➤ Doppelkontur (Dissektionsmembran) im Aortenrohr.

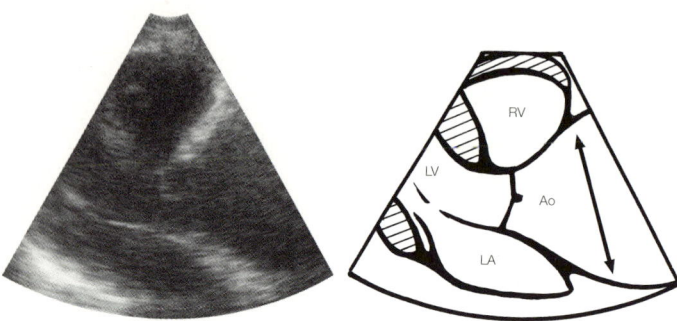

Abb. 392 und 393   Ausgeprägte Ektasie der Aorta ascendens. Transthorakal kein sicherer Nachweis einer Dissektionsmembran.

Aneurysma dissecans im M-Mode

➤ Darstellung der Dissektionsmembran aus der parasternalen langen Achse.

Aneurysma dissecans im Doppler/Farbdoppler

➤ Darstellung einer Aorteninsuffizienz.
➤ Von suprasternal und parasternal kann der diskontinuierliche Fluß im Aortenrohr und den großen supraaortischen Ästen dargestellt werden (Abb. 394 und 395).

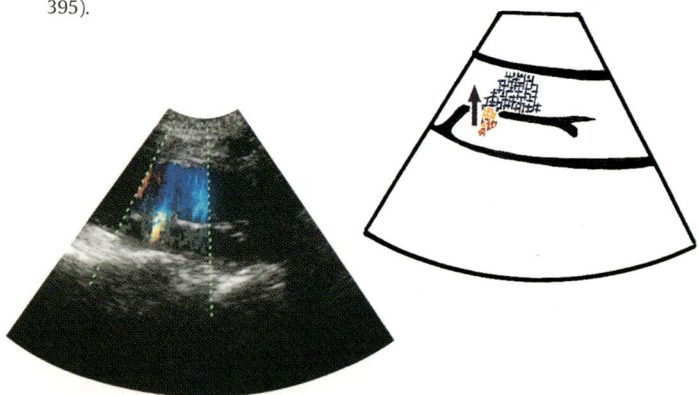

Abb. 394 und 395   Reentry und Dissektionsmembran.

Beachte

➤ Bei klinischem Verdacht und schlechten transthorakalen Schallbedingungen sollte eine **transösophageale Echokardiographie** durchgeführt werden.
➤ Bei echokardiographischem Verdacht oder Nachweis einer Dissektion **farbdopplersonographische Untersuchung** der supraaortischen Äste sowie der Bauchaorta und Aa. femorales.
➤ **Einteilung der Aneurysmata dissecans nach Ausdehnung** (Abb. 396):
  – *Klassifikation nach Stanford:*
    • Typ A: Dissektionsbeginn in der Aorta ascendens.
    • Typ B: Dissektionsbeginn distal der A. subclavia.
  – *Klassifikation nach DeBakey:*
    • Typ I: Dissektion an der Aorta ascendens, mögliche Ausbreitung bis zur Femoralisgabel.
    • Typ II: Dissektion auf die Aorta ascendens beschränkt.
    • Typ III: Dissektion im Bereich der Aorta descendens, mögliche Ausbreitung bis zur Femoralisgabel.

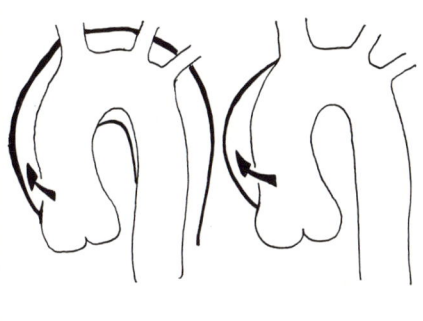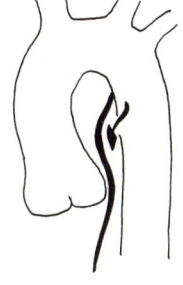

Stanford A
DeBakey I

Stanford A
DeBakey II

Stanford B
DeBakey III

Abb. 396   Einteilung der Aortendissektionen.

Zusammenfassung

➤ Der Nachweis einer Aortendissektion im zweidimensionalen transthorakalen Echokardiogramm ist wesentlich abhängig von den Schallbedingungen.
➤ Bei entsprechendem Verdacht sollten stets die supraaortischen Äste sowie die Bauchaorta farbdopplersonographisch untersucht werden.
➤ Die transösophageale Echokardiographie liefert neben dem sicheren Nachweis wichtige Hinweise zur Lokalisation des Entry und dem Ausmaß der Dissektion.

Prozedere

➤ Rücksprache mit dem Kardiochirurgen.

Klappenprothesen in Mitralposition

Bioprothesen im B-Bild

➤ Darstellung eines echodichten Halteapparates (Abb. 397 und 398).
➤ Freie Klappenränder sind meist schwierig darstellbar.

Bioprothesen im M-Mode

➤ Die Darstellung der Klappenseparation ist aufgrund des echodichten Halteapparates häufig nicht möglich.

Bioprothesen im Doppler

➤ Durchschnittliche Strömungsgeschwindigkeiten des transmitralen Einstroms liegen bei 1,4 m/s (0,9 – 1,8 m/s).
➤ Exzentrische und/oder turbulente Strömungen des transmitralen Einstroms mit Strömungsgeschwindigkeiten von 2,1 – 2,7 m/s gelten als Hinweise für degenerierte oder kalzifizierte Klappen.
➤ Beurteilung der Klappenöffnungsfläche anhand der Kontinuitätsgleichung und der Druckabfallhalbwertszeit (PHT), siehe Mitralstenose, S. 89.

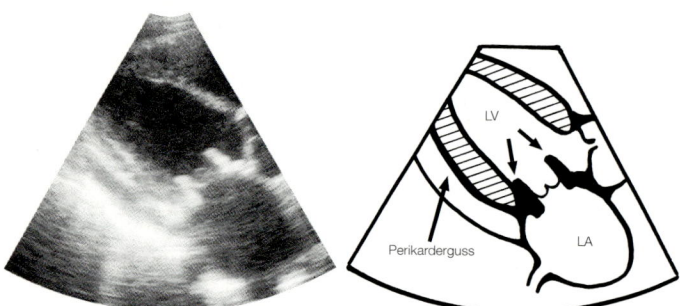

Abb. 397 und 398   Mitralklappenbioprothese.

Bioprothesen im Farbdoppler

➤ Klappeninsuffizienzen und paravalvuläre Lecks sollten in der parasternalen langen Achse dargestellt werden.

Beachte

➤ Bei Verdacht auf Mitralklappenprothesendysfunktion sollte aufgrund der besseren Darstellung der Klappensegel sowie des Klappenrings eine **transösophageale Echokardiographie** durchgeführt werden.

Kunstklappen im B-Bild

➤ Artefaktreiche Darstellung des Klappenringes sowie der Klappenflügel mit dorsaler Schallauslöschung, die eine Differenzierung zwischen einflügeligen und doppelflügeligen Klappen erschweren (Abb. 399 und 400).
➤ Bei der Starr-Edwards-Kugelprothese bestehen im Bereich dorsal der Kugel völlig irreguläre Reflexionen, da das Material eine vollkommen andere Schallgeschwindigkeit als Blut aufweist.

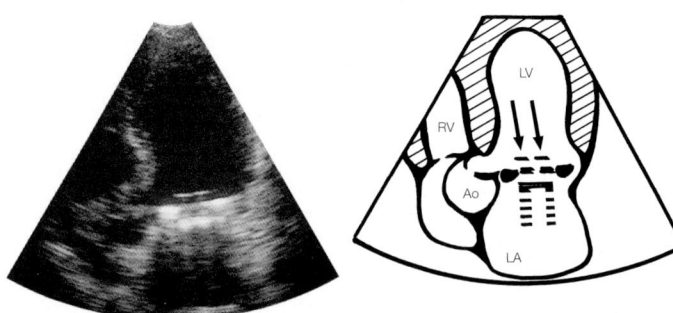

Abb. 399 und 400   Kunstklappe in Mitralklappen-Position (Doppelflügelprothese).

Kunstklappen im M-Mode

➤ Bei entsprechend guten Schallbedingungen kann im M-Mode die Klappenseparation dokumentiert werden.

Kunstklappen im Doppler

➤ Trotz der Artefaktechos ist im 4-Kammerblick meist das Doppler-Signal des transmitralen Einstroms darstellbar; berechnet werden sollte die Öffnungsfläche nach der Kontinuitätsgleichung, der mittlere und maximale Druckgradient sowie die Klappenöffnungsfläche nach der Druckabfallhalbwertszeit.

Kunstklappen im Farbdoppler

➤ Darstellung von Regurgitationsjets in der parasternalen langen Achse.
➤ Geringgradige, meist klappenschlußassoziierte Regurgitationen sind nicht pathologisch (im Farbdoppler mit einer Längsausdehnung von 2–3 cm).

Klappenprothesen in Mitralposition

Beurteilung der Klappenfunktion

Tabelle 7 Bauartspezifische effektive Mitralöffnungsflächen (bezogen auf einen Außendurchmesser von 29 mm, nach Horstkotte 1983)

Mitralklappenprothese	effektive Mitralöffnungsfläche
Starr-Edwards	$1,8 \pm 0,4\,cm^2$
Björk-Shiley	$2,2 \pm 0,5\,cm^2$
St. Jude Medical	$3,1 \pm 0,8\,cm^2$
Medtronic-Hall	$1,9 \pm 0,5\,cm^2$
Ionescu-Shiley	$1,9 \pm 0,8\,cm^2$

Beachte

➤ Die angegebenen Mitteldruckgradienten variieren erheblich bei gestörter linksventrikulärer Funktion und Begleitvitien; die Berechnung der Klappenöffnungsfläche nach der Kontinuitätsgleichung (siehe Mitralstenose, S. 89) ist vorzuziehen.

Zusammenfassung

➤ Die Öffnungsfläche von Mitralklappenprothesen wird vorzugsweise nach der Kontinuitätsgleichung berechnet.
➤ Klappenprotheseninsuffizienzen und paravalvuläre Lecks werden in der langen parasternalen Achse dargestellt.
➤ Zur besseren Darstellung, insbesondere der Vorhofregion, ist eine transösophageale Echokardiographie durchzuführen.
➤ Vergleiche mit Voruntersuchungen sollten unbedingt angestrebt werden.

Prozedere

➤ **Endokarditisprophylaxe** bei allen zur Bakteriämie neigenden Eingriffen.
➤ **Hämolyseparameter** kontrollieren.
➤ Bei Verdacht auf paravalvuläres Leck **transösophageale Echokardiographie**.

Bioprothesen im B-Bild

➤ In der parasternalen kurzen Achse ist die exakte Beurteilung der Klappen aufgrund Überlagerung durch den echodichten Halteapparat häufig erschwert, daher Darstellung in der apikalen Achse (Abb. 401 und 402).

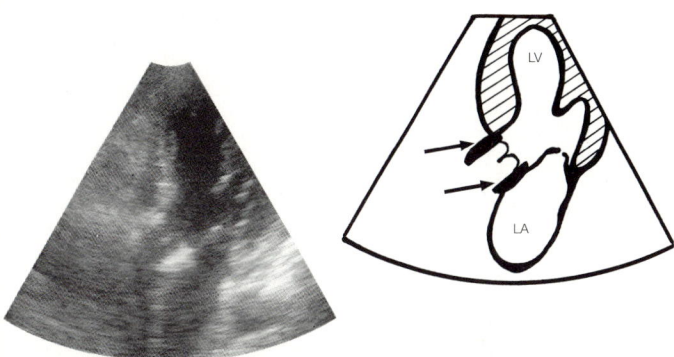

Abb. 401 und 402   Bioprothese in Aortenposition.

Bioprothesen im M-Mode

➤ Der Erfassung der Klappenseparation mittels M-Mode kommt der Quantifizierung der Klappenöffnung keine Bedeutung zu.

Bioprothesen im Doppler

➤ Im parasternalen 3- oder 5-Kammerblick Bestimmung des relativen Stenosegrades (siehe Aortenstenose, S. 97) sowie der Maximal- und Mitteldruckgradienten. Kleine Regurgitationen im Sinne einer Aorteninsuffizienz I° sind nicht als pathologisch zu werten.

Bioprothesen im Farbdoppler

➤ Nach paravalvulären Regurgitationen sollte genau gefahndet werden.

Beachte

➤ Bei Verdacht auf ein paravalvuläres Leck im Bereich des nichtkoronaren Sinus valsalva kann die **transösophageale Echokardiographie** weitere Informationen liefern. Veränderungen im Bereich des rechtskoronaren Sinus valsalvae sind durch die TEE infolge Überlagerungen durch den Halteapparat schlecht darstellbar.

Klappenprothesen in Aortenposition

Kunstklappen im B-Bild

➤ Ausgeprägte Echoartefakte durch die Metall-/Kunststoffanteile des Klappenrings erschweren eine Darstellung der freien Klappen (Abb. 403 und 404).

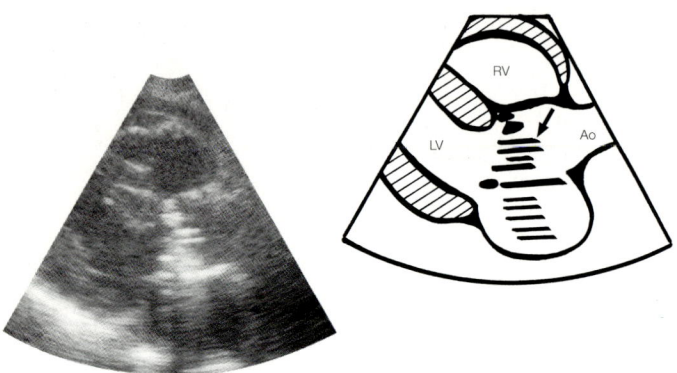

Abb. 403 und 404   Kunstklappe in Aortenposition.

Kunstklappen im M-Mode

➤ Der Bestimmung der Klappenseparation im M-Mode kommt keine diagnostische Relevanz zu.

Kunstklappen im Doppler

➤ Im 3- oder 5-Kammerblick Bestimmung des relativen Stenosegrades (siehe Aortenstenose, S. 97) sowie des Maximal- und Mitteldruckgradienten.

Kunstklappen im Farbdoppler

➤ Frühdiastolische klappenschlußassoziierte Regurgitationen im Sinne einer Aorteninsuffizienz I° sind nicht als pathologisch zu werten (Abb. 405 und 406).

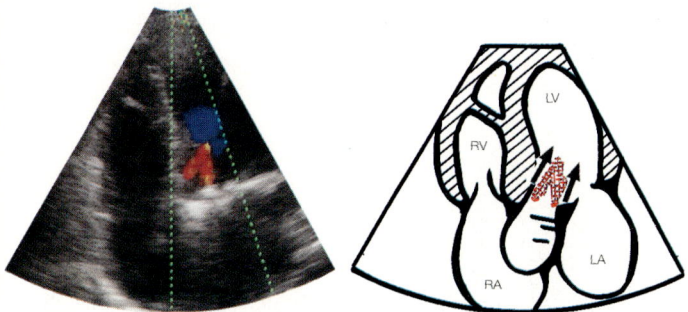

Abb. 405 und 406   Geringe Insuffizienz einer Kunstklappe in Aortenposition.

➤ Aufsuchen paravalvulärer Regurgitationen vorzugsweise in der parasternalen kurzen Achse (Abb. 407 und 408).

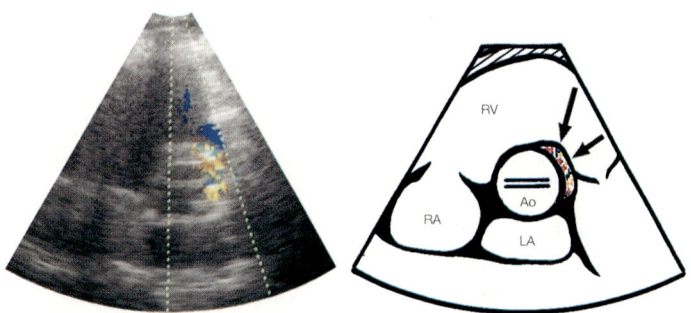

Abb. 407 und 408   Paravalvuläres Leck bei Aortenklappenkunstprothese.

Klappenprothesen in Aortenposition

➤ Besonders nach paravalvulären Abszessen können hochsitzende Ventrikelseptumdefekte auftreten (Abb. 409 und 410).

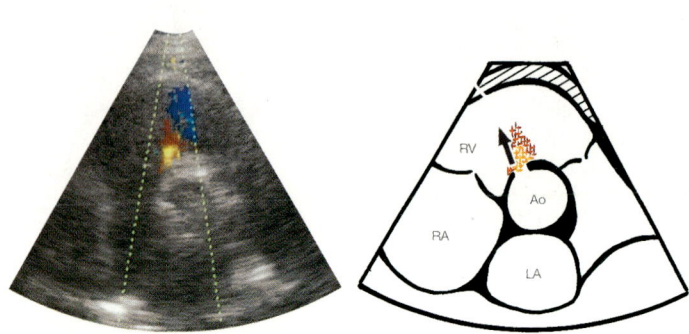

Abb. 409 und 410   Paravalvuläres Leck bei Aortenklappenkunstprothese mit Perforation in den rechtsventrikulären Ausstromtrakt wie bei Ventrikelseptumdefekt.

Beurteilung einer Aortenklappenprothese

➤ **Zentrale und paravalvuläre Regurgitationen** werden entsprechend den Richtlinien für die Aorteninsuffizienz (S. 125) quantifiziert.
➤ Zur **Bestimmung der effektiven Öffnungsfläche** ist die Kontinuitätsgleichung, vorzugsweise der relative Stenosegrad, anzuwenden (siehe Aortenstenose, S. 97).
➤ Zur **Orientierung** dient folgende Tabelle, allerdings sind die Mitteldruckgradienten erheblich vom aktuellen Schlagvolumen abhängig.

Tabelle 8   Bauartspezifische Mitteldruckgradienten verschiedener Aortenklappenprothesen (bezogen auf einen Klappenringdurchmesser von 23 mm, nach Horstkotte 1983)

Aortenklappenprothese	Mitteldruckgradient
St. Jude Medical	$9,6 \pm 3,1$ mmHg
Björk-Shiley	$18,9 \pm 5,2$ mmHg
Carpentier-Edwards	$22,4 \pm 8,8$ mmHg
Starr-Edwards	$25,4 \pm 4,7$ mmHg

Zusammenfassung

➤ Bei Aortenklappenprothesendysfunktion im Sinne einer Insuffizienz wird zwischen zentralen und paravalvulären Lecks unterschieden.
➤ Bei paravalvulären Perforationen in den rechtsventrikulären Ausstromtrakt entsteht funktionell ein hochsitzender Ventrikelseptumdefekt.
➤ Zur Bestimmung der effektiven Öffnungsfläche ist die Kontinuitätsgleichung anzuwenden.

Prozedere

➤ **Endokarditisprophylaxe** bei allen zur Bakteriämie neigenden Eingriffen.
➤ **Hämolyseparameter** kontrollieren.
➤ Aktuelle Befunde sollten mit **Vorbefunden** verglichen werden.

Carpentier-Ring

Carpentier-Ring im B-Bild

- ➤ Darstellung eines dichten, rundlichen Echos im Bereich des Klappenansatzringes (Abb. 411 und 412).
- ➤ Meistens fehlende Schallauslöschung oder Reverberationen.

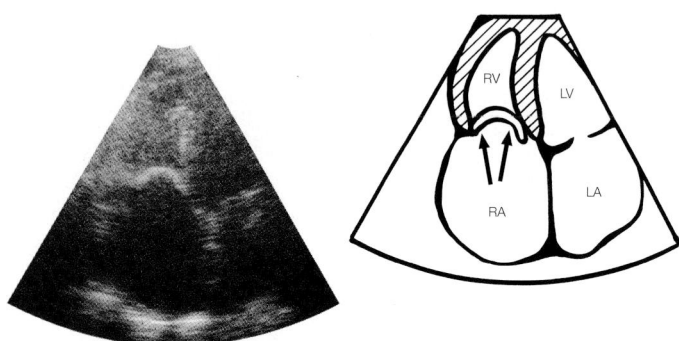

Abb. 411 und 412   Carpentier-Ring in Trikuspidalposition.

Carpentier-Ring im M-Mode

- ➤ Dokumentation der Klappenseparation.

Carpentier-Ring im Doppler

- ➤ Insbesondere bei Carpentier-Ringen in Trikuspidalposition können sich funktionelle Stenosen ausbilden, daher genaue Analyse der Öffnungsfläche und Insuffizienzkomponente.

Carpentier-Ring im Farbdoppler

- ➤ Darstellung einer Insuffizienzkomponente.

Prozedere

- ➤ Quantifizierung einer Insuffizienz oder Stenose und Vergleich mit Vorbefunden.

ASD im B-Bild

➤ Auffallend vergrößerter rechter Vorhof und Ventrikel (Abb. 413 und 414).
➤ Im subxiphoidalen 4-Kammerblick kann die Lücke im interatrialen Septum dargestellt werden. Fehlende Darstellung des interatrialen Septums im apikalen 4-Kammerblick ist diagnostisch nicht sicher verwertbar (sogenanntes „Echo-Dropout").

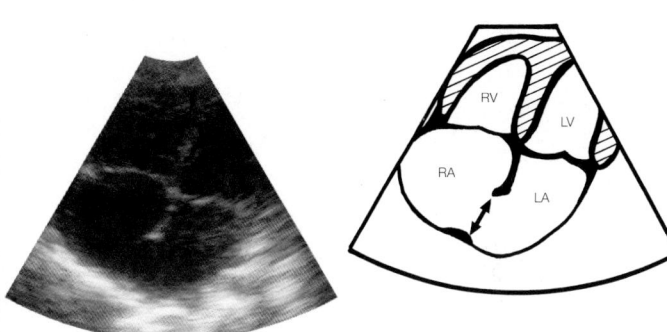

Abb. 413 und 414   Rechtskardiale Vergrößerung bei ASD, Lücke im interatrialen Septum.

ASD im M-Mode

➤ Dokumentation der Größe des rechten Ventrikels.
➤ Im linksventrikulären M-Mode zeigt sich häufig eine paradoxe Septumbewegung als Ausdruck der Rechtsherzbelastung.

ASD im Doppler

➤ Zur Darstellung des Shuntflusses ist die subxiphoidale Anlotung am besten geeignet.
➤ Direkter Nachweis des transseptalen Flusses mittels gepulstem Doppler ist problematisch, da die Shuntflüsse meist nur Geschwindigkeiten bis zu 1 m/s aufweisen.
➤ Ableitung des Geschwindigkeitzeitintegrals über der Pulmonal- und Aortenklappe zur semiquantitativen Abschätzung des Shuntvolumens.

ASD im Farbdoppler

➤ Shuntfluß kann in der parasternalen kurzen Achse, dem apikalen 4-Kammerblick und am besten von subxiphoidal dargestellt werden (Abb. 415 und 416).
➤ Es sollte versucht werden, die Breite des Shuntflusses in Höhe des interatrialen Septums zu bestimmen.

Vorhofseptumdefekt (ASD)

➤ Nach einer begleitenden Trikuspidalinsuffizienz zur Erfassung einer pulmonalen Hypertonie sollte gefahndet werden.
➤ Auffallend sind die erhöhten rechtskardialen Flüsse im 4-Kammerblick.

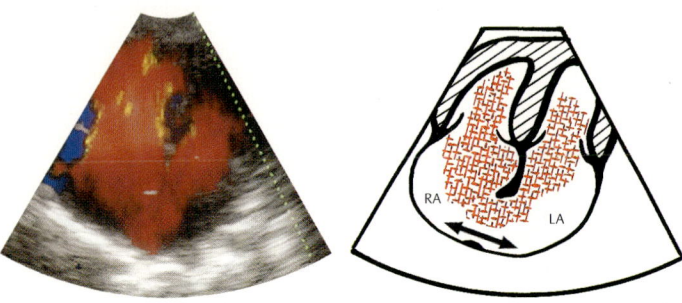

Abb. 415 und 416   Großer Vorhofseptumdefekt im subxiphoidalen Fenster.

ASD im Kontrastecho

➤ Darstellung eines Auswaschphänomens im Bereich des rechten Vorhofes (Abb. 417 und 418) als Ausdruck des Links-Rechts-Shunts (negativer Kontrast).
➤ Übertritt von Kontrast-Bubbles nach linkskardial (positiver Kontrast) nach Druckerhöhung im kleinen Kreislauf (z.B. Husten).

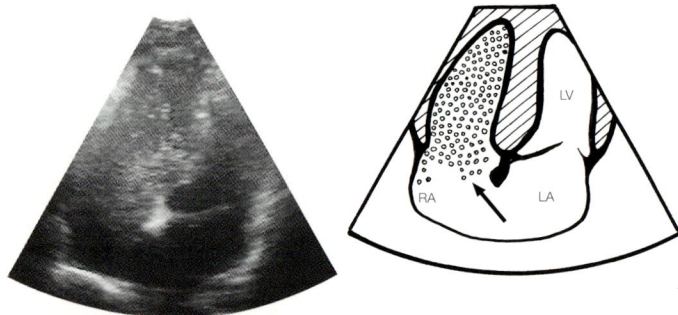

Abb. 417 und 418   Auswaschphänomen im rechten Vorhof bei ASD.

Beachte

➤ Im Kontrastecho kann das Auswaschphänomen im Bereich des rechten Vorhofes auch durch einströmendes Blut aus dem Koronarsinus oder der V. cava inferior hervorgerufen werden.

➤ $^1/_2$ Minute nach Applikation von Echokontrast können vereinzelte Bubbles via Lungenpassage auch linkskardial darstellbar sein.

➤ **Anatomische Typen des ASD:**
 1. Foramen ovale.
 2. *Ostium primum:* Im Bereich der Atrioventrikularklappenebene.
 3. *Ostium secundum:* Im zentralen Abschnitt der Fossa ovalis.
 4. *Sinus venosus:* Posteriores-superiores Septum.

Beurteilung des Schweregrades

➤ Anhand der **Breite des Septumdefekts** im subxiphoidalen 4-Kammerblick (nur bei sehr guten Schallbedingungen).

➤ **Breite des transatrialen Farbdopplerjets** ($> 30\%$ der Breite des rechten Vorhofes $\sim$ bedeutender ASD).

➤ **Berechnung des Shuntvolumens:**
 – *Bestimmung des pulmonalen Blutflusses* durch Ableitung des Geschwindigkeitzeitintegrals (VTI) der A. pulmonalis und Messung des Pulmonalarteriendurchmessers (d) nach der Formel:

 Pulmonaler Blutfluß = $VTI_{\text{A. pulmonalis}} \cdot (d/2)^2 \cdot \pi \cdot$ Herzfrequenz

 – Analoge *Bestimmung des Systemblutflusses* (S. 56).
 – *Berechnung des Shuntvolumens* nach der Formel:

 Shuntvolumen = Pulmonaler Blutfluß – Herzzeitvolumen

 – Shuntvolumina $> 20\%$ beim Erwachsenen sind relevant. Die angegebene Berechnung ist allerdings durch die schwierige Messung des Pulmonalarteriendurchmessers in der Aussage limitiert.

➤ Ein relevanter Shunt bildet im Erwachsenenalter eine deutliche rechtskardiale Dilatation sowie Zeichen der pulmonalen Hypertonie aus.

Zusammenfassung

➤ Der qualitative Nachweis eines Vorhofseptumdefekts erfolgt durch die Kontrastmittelechokardiographie, bei guten Schallbedingungen auch durch die Farbdopplerechokardiographie.

➤ Die semiquantitative Beurteilung eines Vorhofseptumdefekts erfolgt über die Bestimmung der Breite des Defekts sowie des Shuntvolumens.

➤ Die transösophageale Echokardiographie ist die sicherste sonographische Methode zum Nachweis eines Vorhofseptumdefekts.

Prozedere

➤ **Transösophageale (möglichst multiplane) Echokardiographie** zur Überprüfung der Indikation zur transvenösen Okkludertherapie: Der Defekt sollte zentral gelegen sein und genügend Abstand zur Atrioventrikularebene zeigen.

Endokardkissendefekte

Endokardkissendefekt im B-Bild

➤ Strukturdefekt der zentralen Atrioventrikularklappenebene unter Einbeziehung des Vorhofseptums sowie des basalen Ventrikelseptums mit sehr variabler Ausbildung (Abb. 419 und 420).
➤ Spaltbildung im Bereich des vorderen Mitralsegels oder Verschmelzung der Trikuspidalsegel mit den Mitralsegeln möglich.
➤ Häufig dysplastische Atriventrikularklappen und atypisch lokalisierte Papillarmuskel.

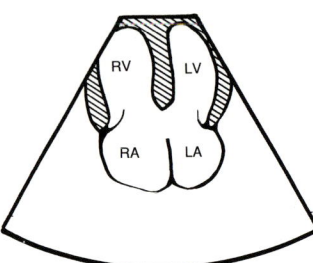 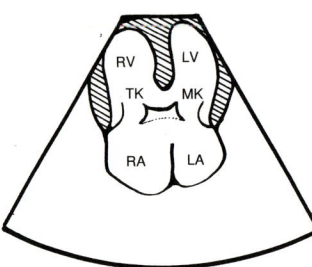

Abb. 419 und 420   Endokardkissendefekte.

Endokardkissendefekt im M-Mode

➤ Es bestehen keine charakteristischen Befunde.

Endokardkissendefekt im Doppler / Farbdoppler

➤ Nachweis eines Shunts auf Vorhofebene (im Sinne eines Ostium primum-Defektes) sowie eines hochsitzenden Ventrikelseptumdefekts.
➤ Semiquantitative Bestimmung des Shuntvolumens (über Bestimmung des pulmonalen und systemischen Blutflusses siehe S. 179).
➤ Erfassung einer pulmonalen Hypertonie bei rechtskardialen Klappeninsuffizienzen (S. 148).

Endokardkissendefekt im Kontrastecho

➤ Nachweis des Shunts auf Vorhof- und Ventrikelebene.

VSD im B-Bild

➤ Vergrößerter, muskelkräftiger rechter Ventrikel.
➤ Bei kleinem VSD häufig keine direkte Darstellung möglich; bei größeren VSD sollten die Defekte in der parasternalen Achse planimetrisch erfaßt werden.

VSD im M-Mode

➤ Dokumentation der Größe des rechten Ventrikels.

VSD im Doppler

➤ Darstellung des transseptalen Jets, bei der Messung des Gradienten auf Winkelfehler achten (Abb. 421 und 422).

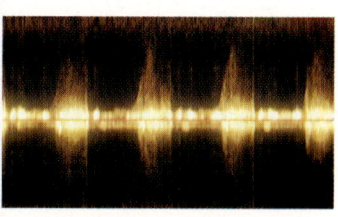
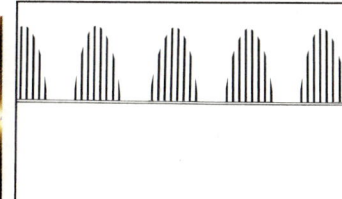

Abb. 421 und 422   Gradient bei Ventrikelseptumdefekt.

VSD im Farbdoppler

➤ Ausmessen der Breite des Farbdopplerjets ~ „V. contracta" ~ Shuntdurchmesser (Abb. 423 – 426).
➤ Aufsuchen einer Trikuspidalinsuffizienz zur Erfassung einer pulmonalen Hypertonie.

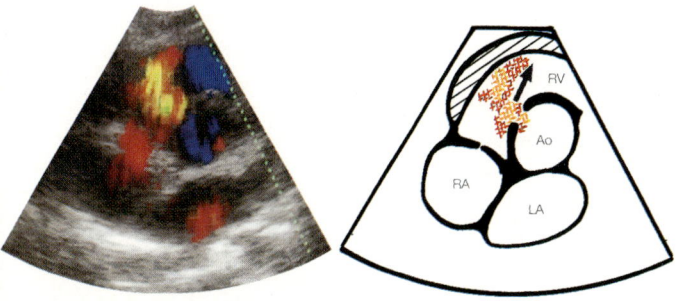

Abb. 423 und 424   Membranöser VSD, parasternale kurze Achse.

Ventrikelseptumdefekt (VSD)

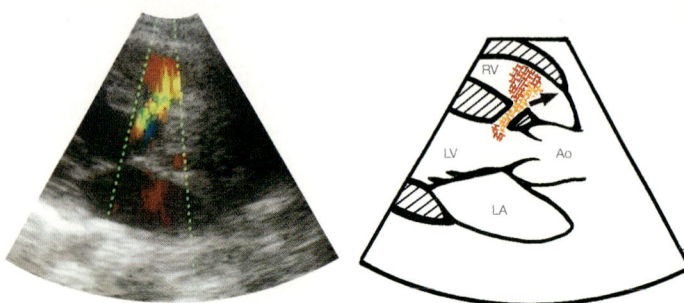

Abb. 425 und 426   VSD im proximalen Septum, parasternale lange Achse.

VSD im Kontrastecho

➤ Darstellung eines Auswaschphänomens im rechten Ventrikel (negativer Kontrast) bei VSD mit Links-Rechts-Shunt. Bei VSD mit pulmonaler Hypertonie Übertritt von Bubbles in den linken Ventrikel möglich.

Beurteilung eines VSD

➤ **Anatomische Typen des VSD:**
  – Membranöses Septum (90 %).
  – Muskulär.
  – Perimembranös.
  – Juxtaarteriell kaudal der Aortenklappe.
➤ **Berechnung des rechtsventrikulären Spitzendrucks** erfolgt über:
  1. dem Maximalgradienten einer Trikuspidalinsuffizienz und
  2. der Differenz aus systolischem Blutdruck nach Riva-Rocci und dem Maximalgradienten über dem VSD.
➤ **Berechnung des Shuntvolumens** über Bestimmung des pulmonalen und systemischen Blutflusses (S. 179).
➤ **Irrelevanter Shunt:**
  1. V. contracta < 3 mm.
  2. Erhaltene Drucktrennung zwischen linkem und rechtem Ventrikel.
  3. Normaler pulmonaler Spitzendruck.
  4. Geschätztes Shuntvolumen < 20 %.
➤ **Relevanter Shunt:**
  1. Pulmonale Hypertonie.
  2. V. contracta > 5 mm.
  3. Druckausgleich zwischen linkem und rechtem Ventrikel (farbdopplerechokardiographisch erkennbar an mehrfachen diastolisch-systolischen Richtungswechseln).
  4. Shuntvolumen > 30 %.

Beachte

➤ In den apikalen Kammerblicken kann ein Ventrikelseptumdefekt kaum ausgeschlossen werden, da der Shuntfluß senkrecht zur Darstellung kommt.
➤ Bei pulmonaler Hypertonie kann sich eine Shuntumkehr (Eisenmenger-Reaktion) mit konsekutivem Rechts-Links-Shunt ausbilden.

Zusammenfassung

➤ Der qualitative Nachweis eines Ventrikelseptumdefekts kann meist mit hinreichender Sicherheit durch die zweidimensionale Echokardiographie erfolgen, die Kontrastechokardiographie kann weitere wichtige Befunde liefern.
➤ Die semiquantitative Einschätzung des Shuntvolumens und des pulmonalen Spitzendrucks erfolgt durch die Doppler-Echokardiographie.

Prozedere

➤ Bei kleinerem Shunt (besonders im muskulären Teil des Septums) im Kindesalter zunächst **regelmäßige echokardiographische Verlaufskontrollen**.
➤ **Endokarditisprophylaxe** bei allen zur Bakteriämie neigenden Eingriffen.

Morbus Ebstein

Morbus Ebstein im B-Bild

➤ Die Trikuspidalklappenebene ist in den rechten Ventrikel verlagert (Abb. 427 und 428).
➤ Erweiterter rechter Vorhof, häufig auch erweiterter rechter Ventrikel mit aufgehobener oder paradoxer Septumbewegung.

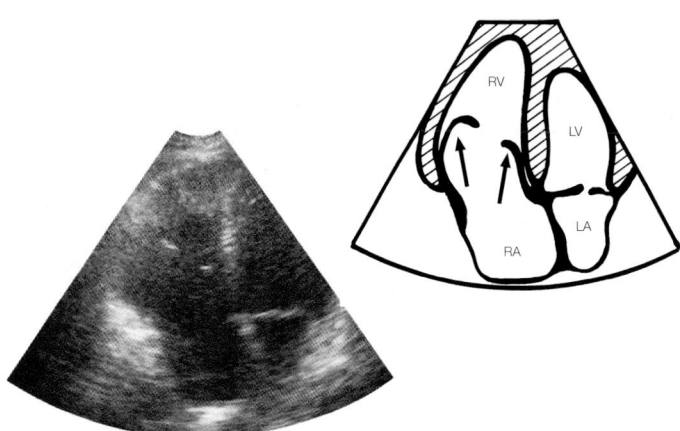

Abb. 427 und 428   Morbus Ebstein.

Morbus Ebstein im M-Mode

➤ Weite Amplitude der Trikuspidalbewegung verglichen mit der Mitralklappenbewegung, verspäteter Trikuspidalklappenschluß.

Morbus Ebstein im Doppler/Farbdoppler

➤ Darstellung einer Trikuspidalinsuffizienz zur Erfassung einer pulmonalen Hypertonie (S. 148).

Prozedere

➤ Bei eingeschränkten Schallbedingungen ergänzende **TEE**.
➤ Bei medikamentös refraktärer Rechtsherzinsuffizienz **Überprüfung der Indikation zur plastischen Rekonstruktion bzw. Klappenersatz**.
➤ Elektrokardiographische Untersuchung zur Frage eines assoziierten WPW-Syndroms.
➤ Kontrastechokardiographie zur Frage eines assoziierten Vorhofseptumdefekts.

Raumforderungen im B-Bild

➤ **Thromben:** Echodichte, gut abgrenzbare polypöse als auch fingerförmige Raumforderungen im Bereich eines akinetischen oder dyskinetischen Ventrikelsegments (Abb. 429 und 430).

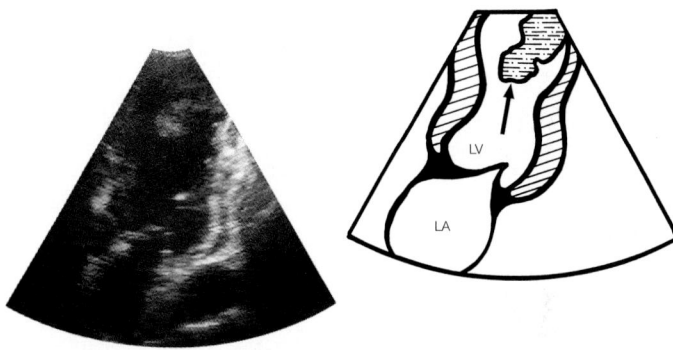

Abb. 429 und 430   Ventrikelthrombus bei Vorderwandinfarkt.

➤ Bei Venenthrombosen können **Transitthromben** zur Darstellung kommen (Abb. 431 und 432).

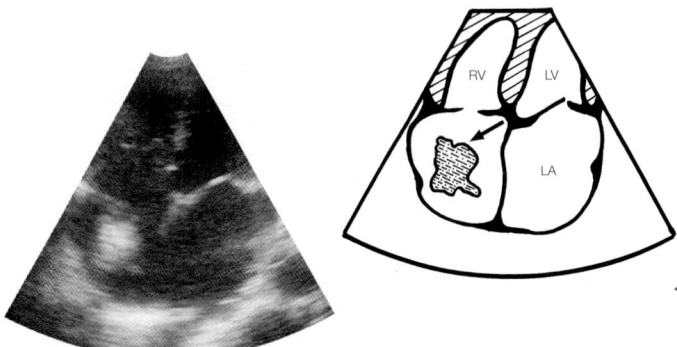

Abb. 431 und 432   Thrombus im rechten Vorhof.

Intrakardiale Tumoren und Thromben

➤ **Tumoren:** Meist intraatrial lokalisierte, echodichte, häufig zottige Raumforderungen (Myxome, Abb. 433 und 434), auch intraventrikulär gelegene Raumforderungen (Fibrome oder Rhabdomyosarkome).

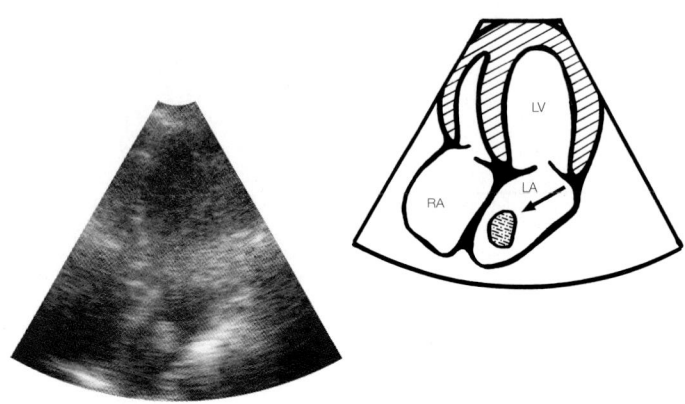

Abb. 433 und 434   Myxom im linken Vorhof.

Raumforderungen im M-Mode

➤ Bei Prolaps eines Myxoms in die Mitralklappenebene echodichte Ausfüllung der Mitralklappenseparation.

Raumforderungen im Doppler / Farbdoppler

➤ Doppleruntersuchungen erbringen keine weitere wesentliche Information.

Prozedere

➤ **Operative Entfernung:** Bei Myxomen (hohes Embolierisiko).
➤ **Lysetherapie:** Bei Transitthromben durch das rechte Herz.

Endocarditis fibroplastica im B-Bild

➤ Unregelmäßige, echodichte Endokardauflagerungen, bevorzugt in der Ventrikelspitze und/oder der Atrioventrikularklappenebene (Abb. 435 – 438).
➤ Die endokardialen Auflagerungen können uni- als auch biventrikulär vorkommen.

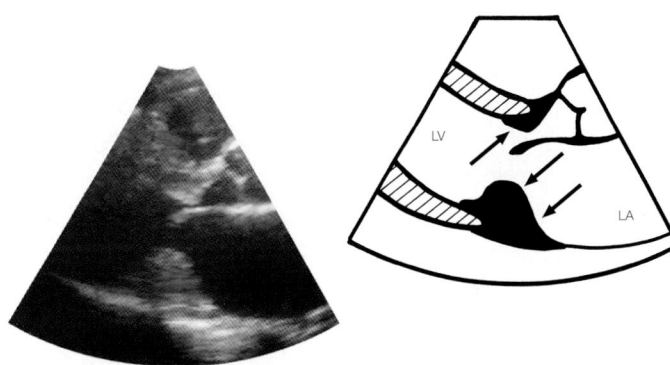

Abb. 435 und 436   Endokardverdickung bei Löffler-Endokarditis.

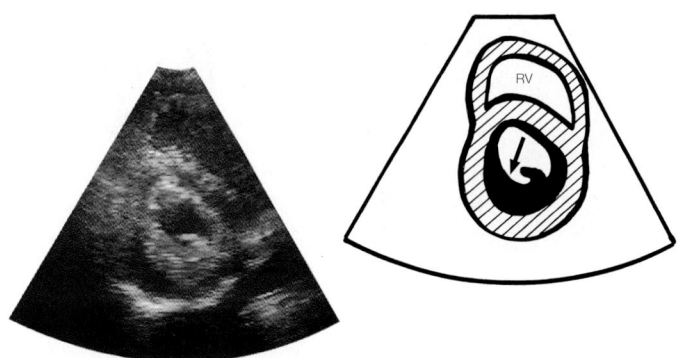

Abb. 437 und 438   Endokardverdickung bei Löffler-Endokarditis.

Endocarditis fibroplastica Löffler

Endocarditis fibroplastica im M-Mode

➤ Dokumentation der erhaltenen Myokardkontraktilität (wichtige Differential-diagnose zum appositionellen Thrombus bei Myokardinfarkt, Abb. 439 und 440).

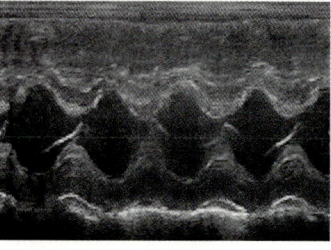 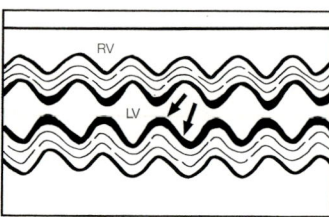

Abb. 439 und 440   Erhaltene Myokardkontraktilität bei Endokardverdickung.

Endocarditis fibroplastica im Doppler/Farbdoppler

➤ Genaue Quantifizierung einer begleitenden Klappeninsuffizienz (Abb. 441 und 442).

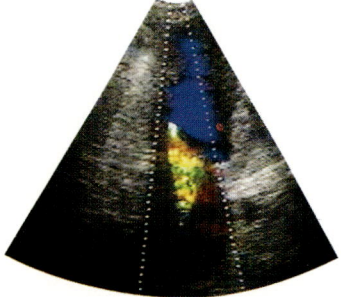 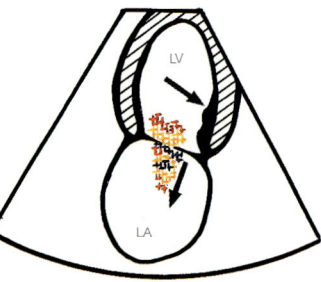

Abb. 441 und 442   Mitralinsuffizienz bei Löffler-Endokarditis.

Beachte

➤ Die begleitenden Klappeninsuffizienzen sind genauestens zu quantifizieren, da sie in der Regel den Verlauf der Grunderkrankung wesentlich bestimmen.

Prozedere

➤ Einleitung einer **antiproliferativen Therapie**.
➤ **Klappenersatz** wird kontrovers diskutiert, da er die Grunderkrankung nicht be-einflußt.

Vorhofseptumaneurysma im B-Bild _____

➤ Auslenkung des Vorhofseptums um mindestens 10 mm (Abb. 443 und 444: Gering ausgeprägtes Vorhofseptumaneurysma, Abb. 445 und 446: Deutlich ausgeprägtes Vorhofseptumaneurysma).

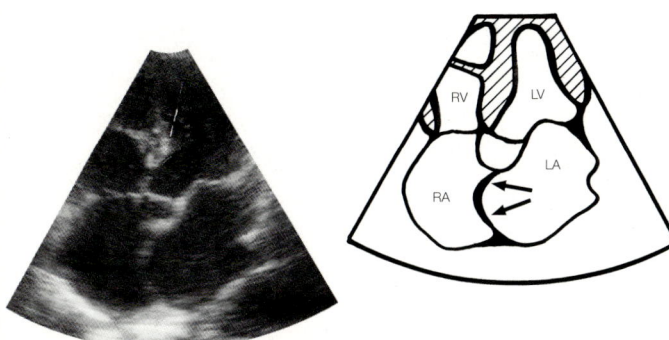

Abb. 443 und 444   Gering ausgeprägtes Vorhofseptumaneurysma.

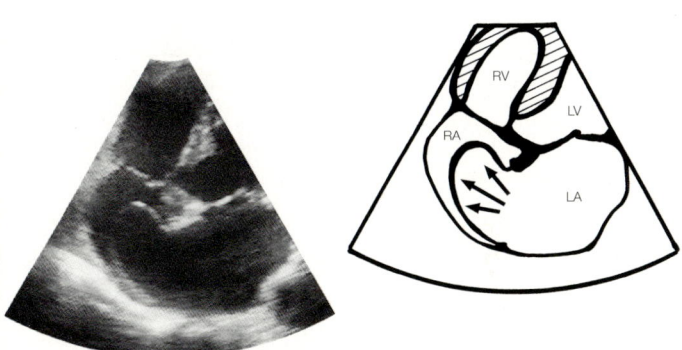

Abb. 445 und 446   Deutlich ausgeprägtes Vorhofseptumaneurysma.

Vorhofseptumaneurysma

Vorhofseptumaneurysma im M-Mode

➤ Transthorakal ist aufgrund der Ableitungsgeometrie die Auslenkung nur von subkostal darstellbar.

Vorhofseptumaneurysma im Doppler/Farbdoppler

➤ Darstellung eines gleichzeitig bestehenden Vorhofseptumdefekts.

Prozedere

➤ Zur genaueren Darstellung des Aneurysma und sicherem Nachweis eines Vorhofseptumdefekts **TEE**.
➤ Bei stattgehabten arteriellen Embolien Indikation zur **Antikoagulation**.

Ductus Botalli im B-Bild

➤ Eine direkte Darstellung des Duktus (zwischen Aorta descendens und der Pulmonarterienaufzweigung bzw. linken Pulmonalarterie) in der parasternalen kurzen Achse bzw. suprasternalen Achse ist bei Erwachsenen meist nicht möglich.

➤ Bei weitem Duktus mit relevantem Links-Rechts-Shunt ektatische Pulmonalgefäße sowie vergrößerter linker Vorhof.

Ductus Botalli im M-Mode

➤ Es bestehen keine pathognomonischen Befunde.

Ductus Botalli im Doppler

➤ Bei guter Schallbarkeit kann in der parasternalen kurzen Achse ein systolisch-diastolischer, auf den Schallkopf gerichteter Fluß in der Pulmonalarterienverzweigung dargestellt werden.

Ductus Botalli im Farbdoppler

Im suprasternalen Fenster Nachweis eines turbulenten Flusses zwischen der Aorta descendens und der linken Pulmonalarterie (Abb. 447 a und 447 b):

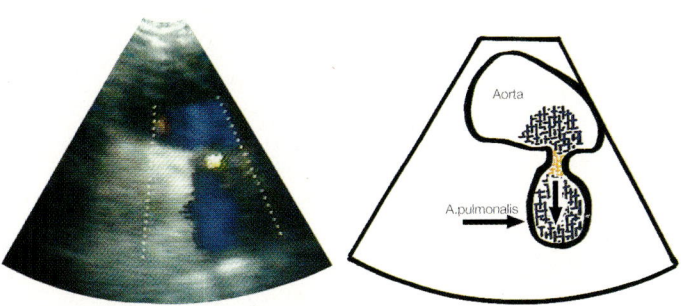

Abb. 447 a und 447 b   Kleiner Ductus Botalli im suprasternalen Fenster.

Prozedere

➤ Bei Rechtsherzbelastung **Einschwemmkatheter mit Oxymetrie** zur Bestimmung des Links-Rechts-Shunts.

➤ **Endokarditisprophylaxe** bei allen zur Bakteriämie neigenden Eingriffen.

Mitralklappenstenose (MS)

MS im B-Bild

➤ Typisches Doming und eingeschränkte Separation der Klappensegel (Abb. 448 und 449).
➤ Der Mitralklappenring kann nur im multiplanen TEE vollständig eingesehen werden.

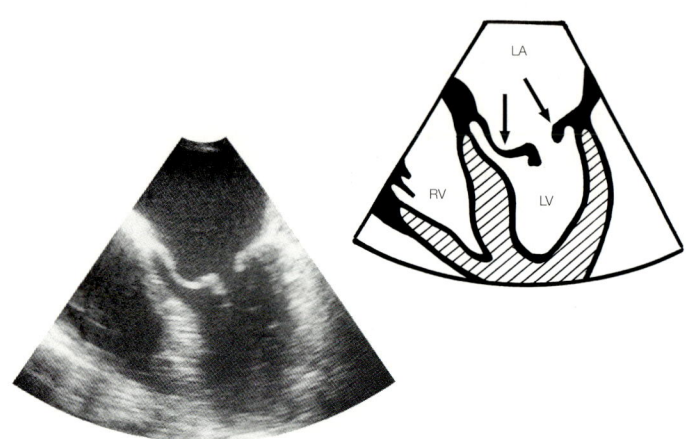

Abb. 448 und 449   Mitralstenose im B-Bild.

➤ Planimetrische Bestimmung der Öffnungsfläche ist in der proximalen transgastralen Ebene zu versuchen (Abb. 450 und 451).

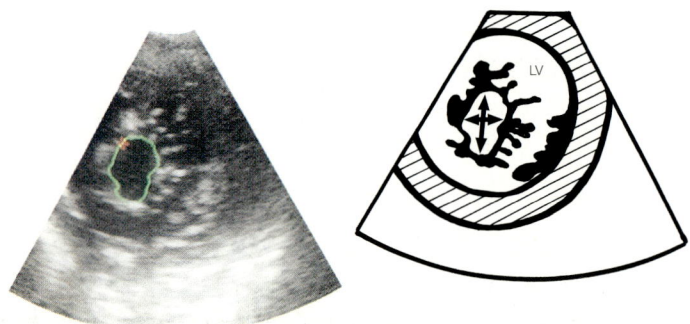

Abb. 450 und 451   Planimetrie der Mitralklappenöffnung bei Mitralstenose (proximale transgastrale Ebene).

MS im Doppler

➤ Quantifizierung anhand der Druckabfallhalbwertszeit (PHT) und des mittleren und maximalen Druckgradienten (Abb. 452 und 453).

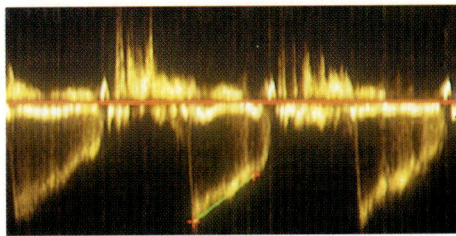

Abb. 452   Quantifizierung der MS anhand der PHT.

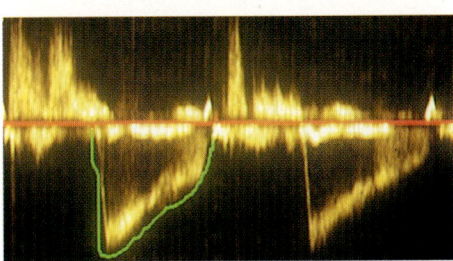

Abb. 453   Druckgradientenbestimmung einer Mitralstenose.

MS im Farbdoppler

➤ Gute Darstellung der transvalvulären diastolischen Strömungsbeschleunigung.
➤ Genaue Dokumentation einer Mitralinsuffizienz.

Beachte

➤ Genaue Inspektion des linken Vorhofohres zur Erfassung eines Thrombus.

Zusammenfassung

➤ Die TEE bietet eine bessere Detaildarstellung des Mitralklappenapparates als die transthorakale Echokardiographie.
➤ Eine transgastrale Planimetrie der Öffnungsfläche ist nicht immer durchführbar.
➤ Die Quantifizierung einer Mitralstenose kann im TEE anhand der Druckgradienten, der Druckabfallhalbwertszeit und der Öffnungsfläche erfolgen, die Anwendung der Kontinuitätsgleichung ist meist nicht möglich.

Mitralklappenstenose (MS)

Prozedere

➤ **Quantifizierung der Mitralstenose** anhand der Kriterien des transthorakalen Echokardiogramms (S. 89).
➤ **Endokarditisprophylaxe** bei allen zur Bakteriämie neigenden Eingriffen.

AS im B-Bild

➤ Kalzifizierte Klappe mit hochgradig eingeschränkter Separation (Abb. 454 und 455).

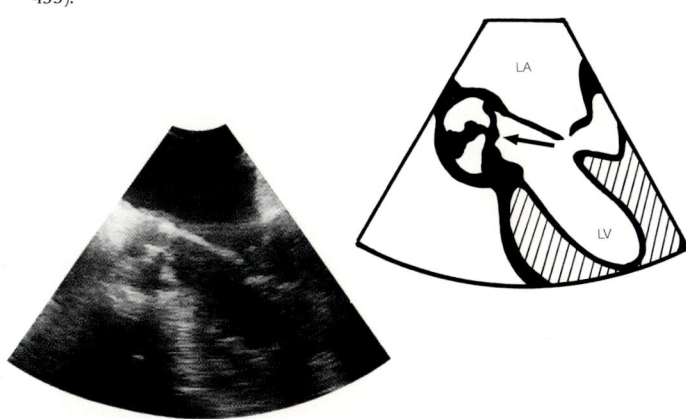

Abb. 454 und 455   Kalzifizierte Aortenklappe.

➤ Die Planimetrie der Öffnungsfläche ist in den meisten Fällen durchführbar (Abb. 456 und 457).

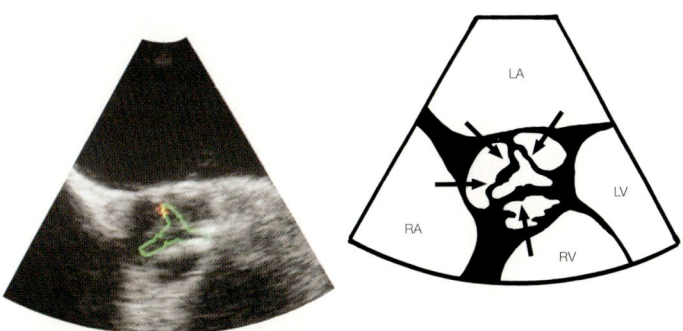

Abb. 456 und 457   Planimetrie der Aortenklappenöffnungsfläche bei valvulärer Aortenklappenstenose.

Aortenklappenstenose (AS)

AS im Doppler

➤ Aufgrund der Ableitungsgeometrie kann der CW-Meßstrahl in den transösophagealen Ebenen nur mit großem Winkelfehler angelegt werden, daher ist die Quantifizierung mittels CW-Messungen nicht sinnvoll (korrekte Messungen sind nur bei ausgeprägter Angulation des Schallkopfes im transgastrischen Fenster möglich).

AS im Farbdoppler

➤ Der transstenotische Jet kann zur Planimetrie der Öffnungsfläche hilfreich sein.
➤ Genaue Darstellung einer begleitenden Insuffizienz.

Zusammenfassung

➤ Die Aortenklappenöffnungsfläche kann im TEE (vorzugsweise im multiplanen) mit hinreichender Genauigkeit planimetriert werden.
➤ Die Quantifizierung anhand der Druckgradienten und der Kontinuitätsgleichung ist meistens nicht möglich, so daß in die Beurteilung einer Aortenklappenstenose alle Meßwerte der transthorakalen als auch der transösophagealen Untersuchung einfließen müssen.

Prozedere

➤ **Quantifizierung der Aortenklappenstenose** anhand der Kriterien des transthorakalen Echokardiogramms (S. 98).
➤ **Endokarditisprophylaxe** bei allen zur Bakteriämie neigenden Eingriffen.

AI im B-Bild

- ➤ Morphologische Veränderungen an der Aortenklappe (Endokarditis, bikuspidale Klappe, Aortenklappenstenose, Aortenklappenprolaps) und den Sinus Valsalvae (Aortendissektion, rupturiertes Sinus-Valsalvae-Aneurysma, aneurysmatische Erweiterung der Aortenwurzel).
- ➤ In der transgastrischen Ebene können die Ventrikeldiameter ausgemessen werden.

AI im Farbdoppler

- ➤ Darstellung des Regurgitationsjets (Abb. 458 – 461).

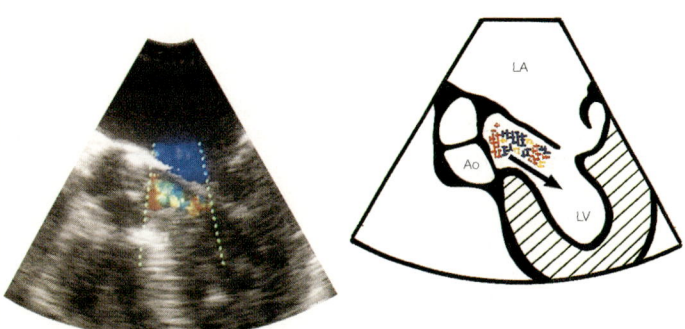

Abb. 458 und 459   Leichtgradige AI.

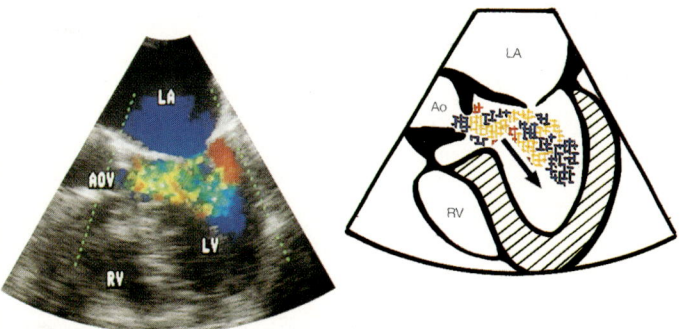

Abb. 460 und 461   Mittelschwere AI.

Aortenklappeninsuffizienz (AI)

➤ **Color-M-Mode** zur Dokumentation des zeitlichen Ablaufs (Abb. 462 und 463).

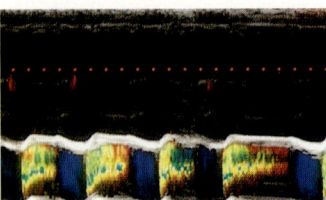 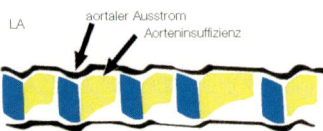

Abb. 462 und 463   Color-M-Mode bei Aorteninsuffizienz.

Beurteilung

➤ **Anhand des Durchmessers der Regurgitationsöffnung** sowie anhand der Regurgitationsöffnung in Relation zur Weite des linksventrikulären Ausstromtraktes (S. 125).
➤ **Anhand der lokalen Ausdehnung der Refluxwolke:**

Tabelle 9   Beurteilung einer Aorteninsuffizienz anhand der lokalen Ausdehnung der Refluxwolke

Grad	Refluxweite	Refluxbreite
I	bis in den Ausstromtrakt	0,5 – 1 cm
II	bis zur Mitralklappe	1 – 1,5 cm
III	bis Papillarmuskel	> 1,5 cm
IV	linker Ventrikel ausgefüllt	

Zusammenfassung

➤ Die TEE kann wichtige Informationen zur Genese der Aorteninsuffizienz liefern (z. B. Endokarditis, Aortendissektion).
➤ Die semiquantitative Einschätzung des Schweregrads erfolgt bei Messung der Regurgitationsöffnung anhand der Kriterien der transthorakalen Echokardiographie. Aufgrund der genaueren Darstellung der Refluxwolke kann o. g. Einteilung mit Beurteilung der Ausdehnung der Refluxwolke Verwendung finden.
➤ Die Erfassung eines diastolischen Rückstroms in der Aorta ascendens ist aufgrund des Winkelfehlers eingeschränkt.

Prozedere

➤ Weiteres therapeutisches Vorgehen unter Berücksichtigung der Klinik (siehe Aorteninsuffizienz im transthorakalen Echokardiogramm, S. 126).
➤ **Endokarditisprophylaxe** bei allen zur Bakteriämie neigenden Eingriffen.

MI im B-Bild

➤ Auf mögliche Begleitprozesse (Sehnenfadenabriß, Hinterwandakinesie, Endokarditis, Prolaps, HOCM) ist zu achten.

MI im Doppler/Farbdoppler

➤ Darstellung des Regurgitationsjets mit Ausmessen der Refluxtiefe und -breite in Relation zur Vorhofgröße (Abb. 464 – 469).

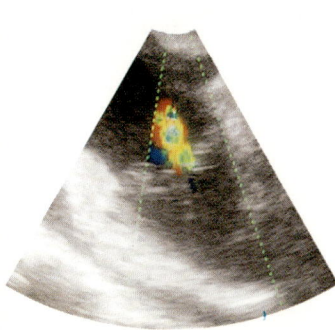 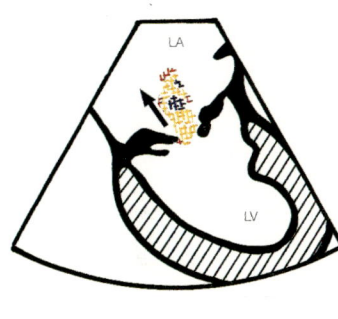

Abb. 464 und 465   Leichtgradige MI.

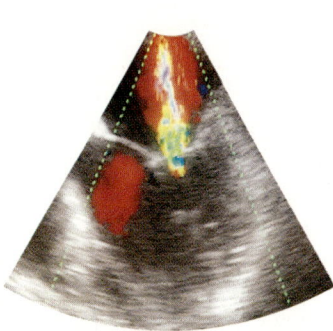 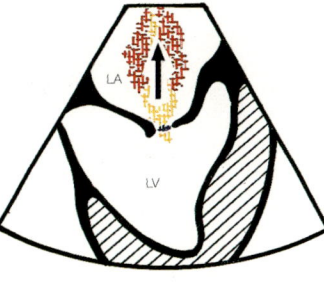

Abb. 466 und 467   Mittelgradige MI.

Mitralklappeninsuffizienz (MI)

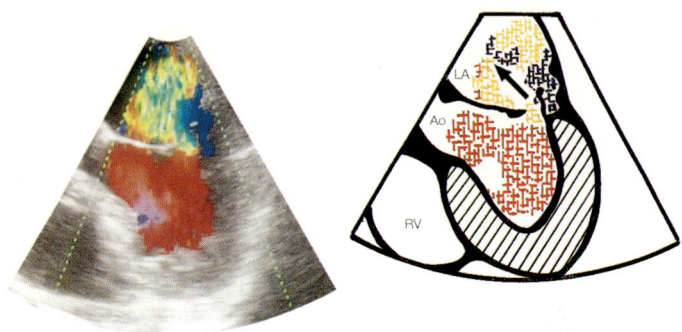

Abb. 468 und 469   Schwere MI mit Prolaps des hinteren Mitralklappensegels in den linken Vorhof.

MI im Color-M-Mode

➤ Genauere Darstellung des zeitlichen Ablaufs der Regurgitation (Abb. 470 und 471).

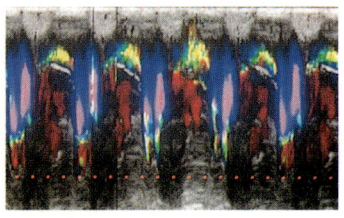
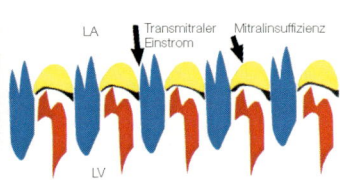

Abb. 470 und 471   Color-M-Mode: Leichtgradige MI.

Beurteilung

➤ Durch die gute Darstellung der Vorhofregion und des Refluxsignals sollte im TEE die semiquantitative Einschätzung der Mitralinsuffizienz anhand der **lokalen Ausdehnung des Refluxsignals** (Tab. 10) erfolgen:

Tabelle 10 Beurteilung einer Mitralinsuffizienz anhand der lokalen Ausdehnung des Refluxsignals

Grad	Refluxbreite	Refluxtiefe
I	< 1 cm	< 1/3 Vorhof
II	1 – 2 cm	1/3 – 2/3 Vorhof
III	2 – 3 cm	> 2/3 Vorhof
IV	linker Vorhof ausgefüllt	

➤ In die Schweregradbeurteilung sollte auch die **Abschätzung der proximalen Konvergenzzone** einfließen (siehe Mitralinsuffizienz im transthorakalen Echokardiogramm, S. 112).
➤ Eine hinreichend genaue **Darstellung der Regurgitationsöffnung** ist nur im multiplanen TEE möglich, Graduierung entsprechend der transthorakalen Echokardiographie (s. S. 114).
➤ Bei schwerer Mitralinsuffizienz ist ein systolischer Reflux in die Lungenvenen darstellbar.

Prozedere

➤ Weiteres therapeutisches Vorgehen unter Berücksichtigung der Klinik (siehe Mitralinsuffizienz im transthorakalen Echokardiogramm, S. 115).
➤ **Endokarditisprophylaxe** bei allen zur Bakteriämie neigenden Eingriffen.

Intrakardiale Raumforderungen

Myxom im B-Bild

➤ Echodichte, zottige Struktur, meist gestielt vom Vorhofseptum ausgehend, auch mit diastolischem Prolaps in die Mitralklappenebene (Abb. 472 – 475).

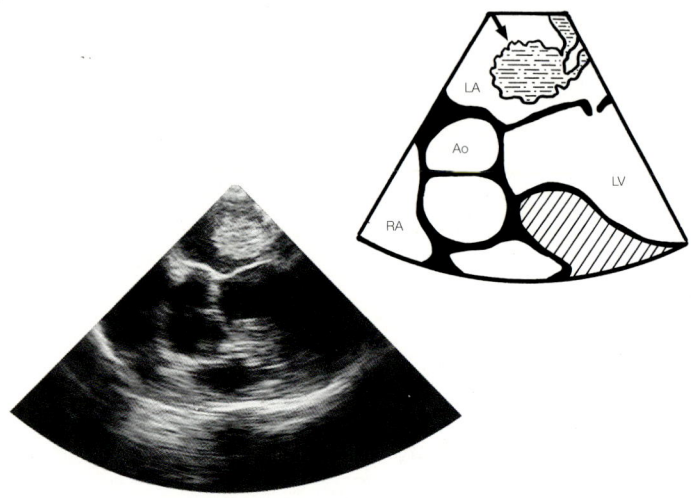

Abb. 472 und 473   Kleines Myxom im linken Vorhof.

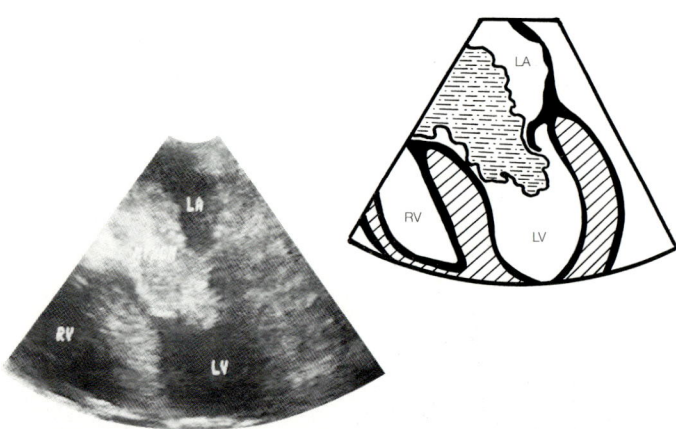

Abb. 474 und 475   Großes Vorhofmyxom mit diastolischem Prolaps in die Mitralklappenebene.

Thromben

➤ **Thromben im Vorhofohr** sind zur Verlaufskontrolle genau auszumessen (Abb. 476 und 477). Häufig besteht eine erhebliche Trabekulierung des Vor-hofohres, die eine Abgrenzung zu kleinen thrombotischen Auflagerungen er-schwert.

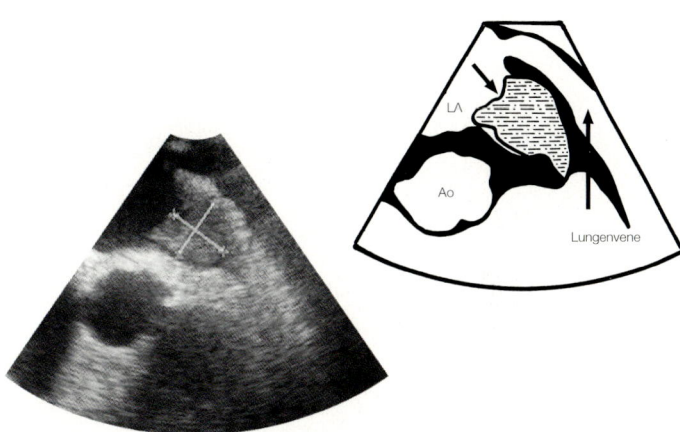

Abb. 476 und 477   Thrombus im linken Vorhofohr.

➤ **Septale Lipomatose:** Verbreiterung des Interatrialseptums durch eine echo-dichte, homogene Raumforderung mit scharf abgrenzbarer, erhaltener Ober-fläche zum rechten und linken Vorhof (Abb. 478 a und 478 b).

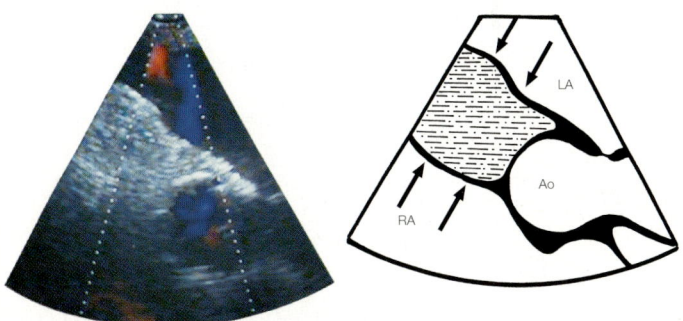

Abb. 478 a und 478 b   Lipomatose des Interatrialseptums.

Intrakardiale Raumforderungen

Plaques in der Aorta

➤ Aortenplaques können Ursache zerebraler oder peripherer arterieller Embolien sein. Die Oberfläche der Plaques ist auf flottierende Anteile (appositionelle Thromben) zu untersuchen (Abb. 479 und 480).

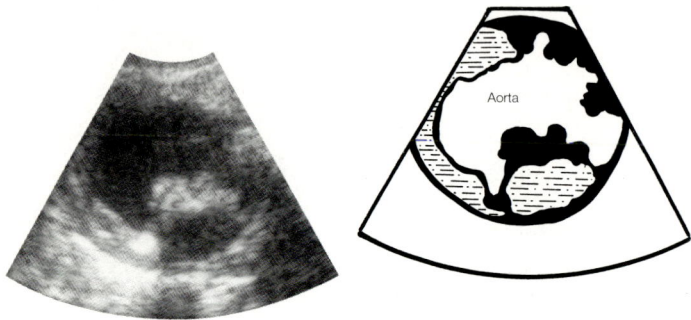

Abb. 479 und 480   Komplexe Plaques, z. T. kalzifiziert, in der Aorta descendens.

Endokarditis im B-Bild _____

➤ Aufgrund der guten Detailauflösung ist die TEE das Verfahren der Wahl zur Beurteilung einer Endokarditis, insbesondere einer **Mitralklappenendokarditis** (Abb. 481 – 484).
➤ Auffallend sind stark pendelnde, flottierende Bewegungen der Appositionen. Abgrenzung zur myxomatösen Klappenverdichtung durch Verlaufskontrolle.

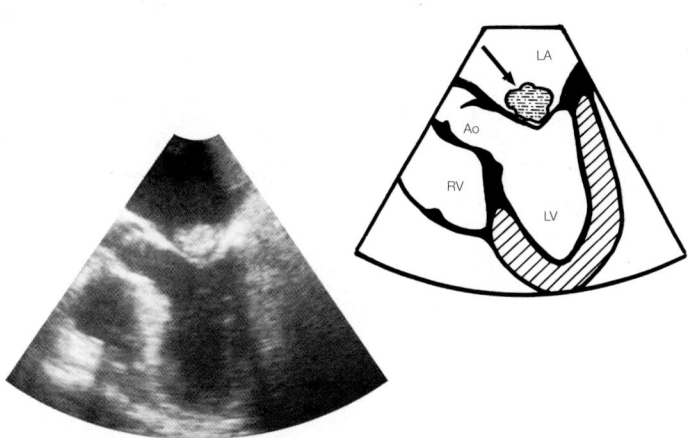

Abb. 481 und 482   Mitralklappenendokarditis systolisch.

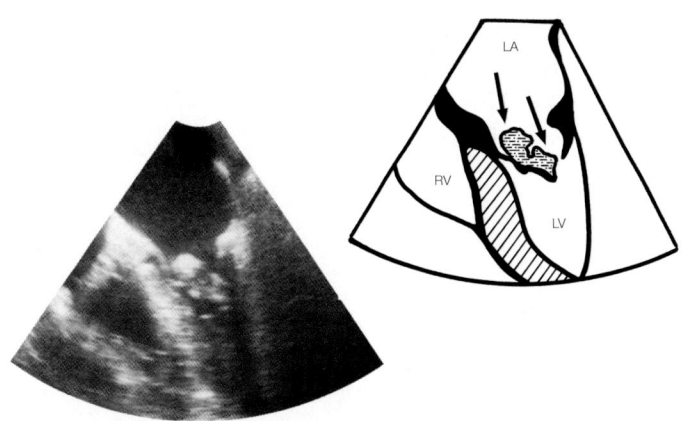

Abb. 483 und 484   Mitralklappenendokarditis diastolisch.

Endokarditis

> **Aortenklappenendokarditiden** (insbesondere Appositionen des linkskoronaren Segels) sind mit einer höheren Detailauflösung als transthorakal darstellbar (Abb. 485 – 488).

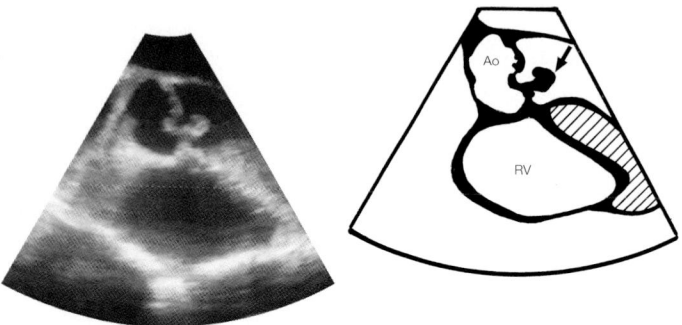

Abb. 485 und 486   Aortenklappenendokarditis diastolisch.

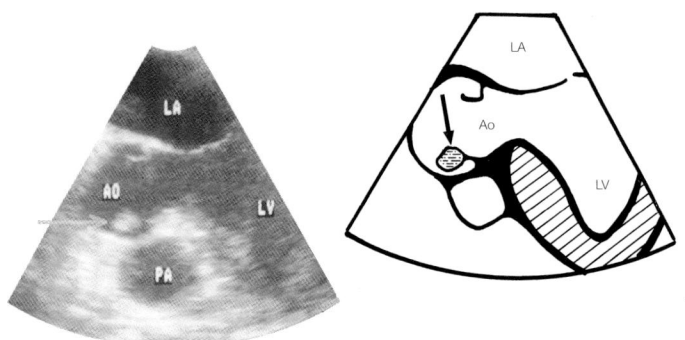

Abb. 487 und 488   Aortenklappenendokarditis systolisch.

Endokarditis im Farbdoppler

➤ Exakte Quantifizierung der Klappeninsuffizienzen.

Zusammenfassung

➤ Insbesondere die linkskardialen Endokarditiden werden durch die TEE mit hoher Zuverlässigkeit dargestellt.
➤ Bei Endokarditisverdacht sollte auch bei unauffälligem transthorakalem Befund aufgrund der besseren Detailauflösung eine TEE angestrebt werden.

Prozedere

➤ Therapeutisches Vorgehen siehe Endokarditis im transthorakalen Echokardiogramm, S. 165.

Vorhofseptumdefekt (ASD)

ASD im B-Bild

➤ Häufig ist der Defekt direkt darstellbar.

ASD im Farbdoppler

➤ Zum Ausmessen der Defektgröße Darstellung des Links-Rechts-Shunts (Abb. 489–492, häufig auch simultaner Rechts-Links-Shunt).

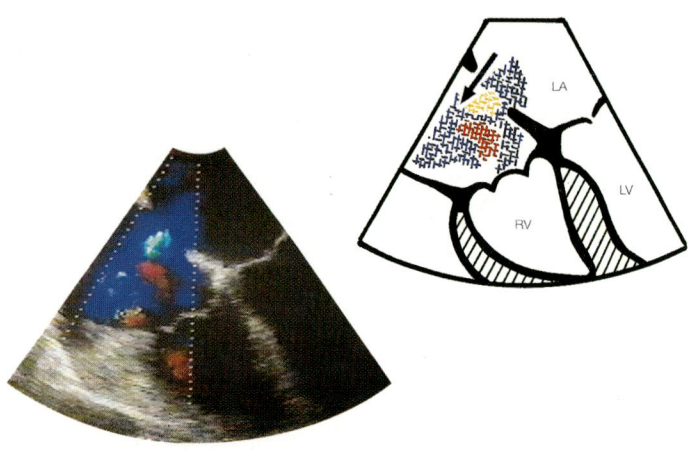

Abb. 489 und 490   Vorhofseptumdefekt vom Sekundumtyp.

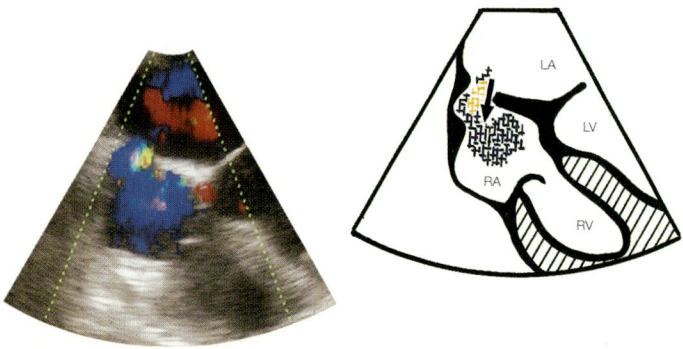

Abb. 491 und 492   Vorhofseptumdefekt vom Sinus-venosus-Typ.

ASD im Kontrastecho

➤ Auswaschphänomen (negativer Kontrast, Abb. 493 und 494) bei Links-Rechts-Shunt; Kontrastübertritt (positiver Kontrast, Abb. 495 und 496) in den linken Vorhof bei Rechts-Links-Shunt.
➤ Zur Steigerung der rechtskardialen Drücke mit eventuellem Kontrastübertritt nach linkskardial Patient husten lassen.

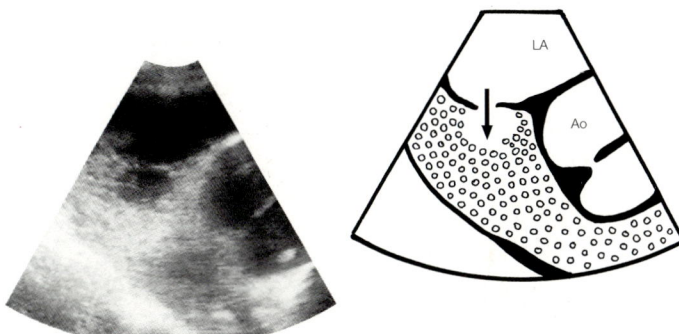

Abb. 493 und 494   Auswaschphänomen im Echokontrast bei ASD.

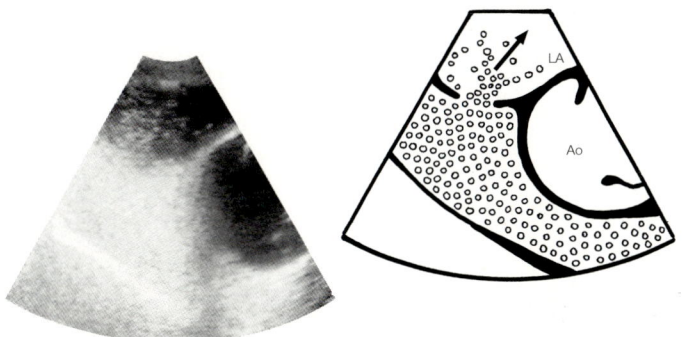

Abb. 495 und 496   Kontrastübertritt nach linkskardial bei ASD.

Vorhofseptumdefekt (ASD)

Beachte

➤ **Formen des ASD:**
  – *Ostium secundum:* Zentrale Fossa ovalis und mittleres Vorhofseptum.
  – *Ostium primum:* Mittleres Septum und direkt oberhalb der atrioventrikulären Klappenebene.
  – *Sinus venosus:* Posteriores und superiores Septum.
➤ Eine **begleitende Trikuspidalinsuffizienz** ist zur Erfassung einer pulmonalen Hypertonie genau zu quantifizieren.
➤ Die Patches zum ASD-Verschluß sind in der frühen postoperativen Phase noch durchlässig für Echokontrastmittel, ein Echokontrast-Übertritt nach linkskardial ist daher nicht sicher als Nahtinsuffizienz zu werten.

Zusammenfassung

➤ Aufgrund der detaillierten Darstellung des Vorhofseptums und gut reproduzierbarer Darstellung eines transseptalen Flusses kann die Größe des Septumdefekts im TEE genau ausgemessen werden.
➤ Die transösophageale Kontrastechokardiographie weist mit hoher diagnostischer Zuverlässigkeit den Rechts-Links- und Links-Rechts-Shunt nach.

Prozedere

➤ Therapeutisches Vorgehen unter Berücksichtigung der Klinik (siehe Vorhofseptumdefekt im transthorakalen Echokardiogramm, S. 179).

Spontanechos im B-Bild

➤ Intrakavitäre Schlierenbildung, die durch Erythrozytenaggregationen (Sludge, Geldrollenbildung) erklärt wird. Aufgrund Vergrößerung der Oberfläche besteht eine erhöhte Reflexion für Ultraschallwellen (Abb. 497 – 500).

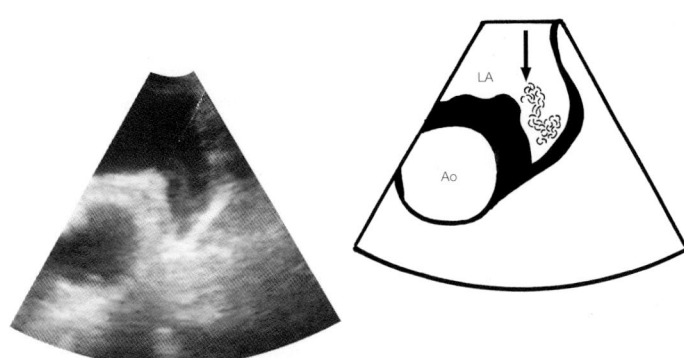

Abb. 497 und 498   Spontanechos im linken Vorhofohr.

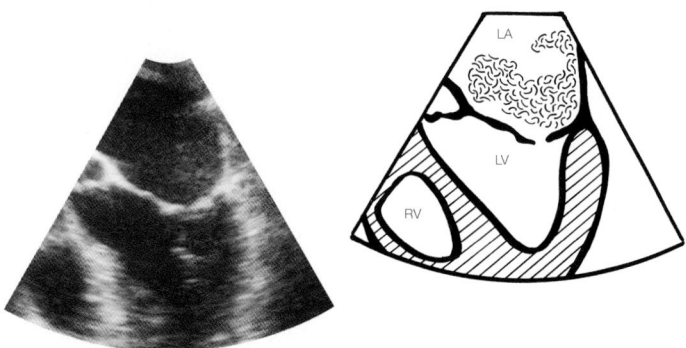

Abb. 499 und 500   Spontanechos im linken Vorhof.

Intrakardiale Spontanechos

Spontanechos im Doppler

➤ Es bestehen keine charakteristischen Befunde.

Zusammenfassung

➤ Der Nachweis von Spontanechos spricht für eine erhöhte Thrombogenität des Blutes und sollte in die Entscheidung zur Antikoagulation mit einfließen.

Prozedere

➤ In Abhängigkeit von der Klinik **Einleitung einer Antikoagulation**.

Antwortkarte

Georg Thieme Verlag
Programmplanung Checklisten
Dr. med. Bettina Hansen
Postfach 30 11 20

70451 Stuttgart

Meine Anschrift: ☐ privat ☐ dienstlich

Name, Vorname

Straße, Postfach

PLZ, Ort

Fachgebiet

☐ Chefarzt
☐ Oberarzt
☐ Assistenzarzt
☐ AiP
☐ PJ
☐ Student/Sem.: _____
☐ Pflegepersonal
☐ Sonstiges: _____

V.I.P.-Absender

Ihre Meinung ist uns wichtig!

1. **Checkliste Echokardiographie** – das **gefällt** mir besonders:

_____

_____

_____

_____

_____

2. **Checkliste Echokardiographie** – das sollte in der nächsten Auflage **geändert** werden (Inhalt, Buchausstattung, Abbildungen, etc.):

_____

_____

_____

_____

_____

3. Ihr substantieller Verbesserungsvorschlag – dazu zählen keine Druckfehler:

_____

_____

_____

_____

 Alle Einsender, die bei Punkt 3 einen Verbesserungsvorschlag aufführen, nehmen an der Verlosung von je 25 Buchgutscheinen zum 31. 7. 1998 und zum 31. 12. 1998 im Wert von je DM 50,– teil.

Absender nicht vergessen!

Mitralklappenprothesen im B-Bild

➤ Komplementär zur transthorakalen Anschallung besteht eine gute Darstellung des linken Vorhofs, transösophageal ist der linke Ventrikel durch Artefakte und Wiederholungsechos der Kunststoff- und Metallanteil überlagert (Abb. 501 und 502).

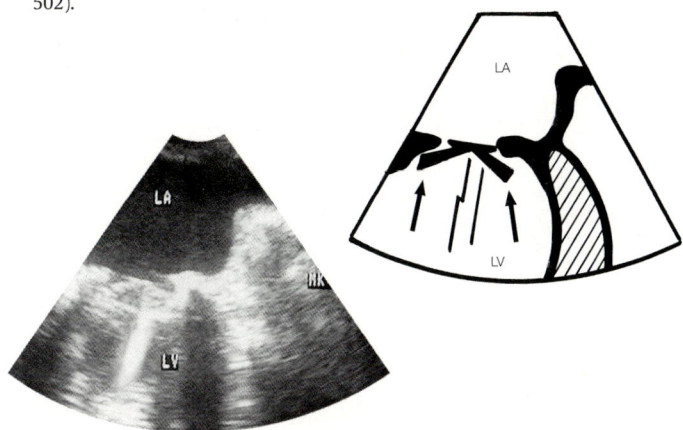

Abb. 501 und 502   Doppelflügelprothese in Mitralposition.

Mitralklappenprothesen im Farbdoppler

➤ Geringfügige Insuffizienzen im Bereich der Klappenränder sind bauartbedingt (Abb. 503 – 506; siehe auch Tab. 11 S. 215).

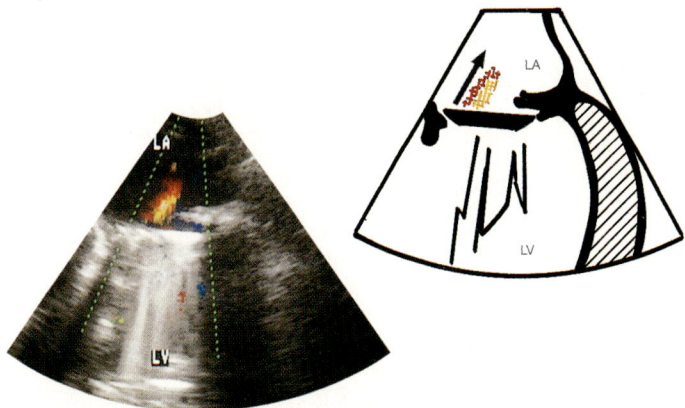

Abb. 503 und 504   „Physiologische" Insuffizienz bei Mitralklappenprothese.

Mitralklappenprothesen

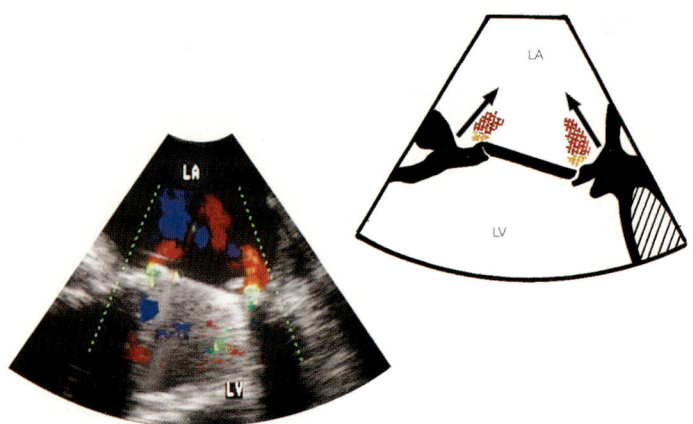

Abb. 505 und 506   „Physiologische" Insuffizienz bei Mitralklappenprothese.

➤ Der Klappenring ist genau nach Nahtinsuffizienzen (paravalvuläres Leck) abzu-
suchen (Abb. 507 und 508).

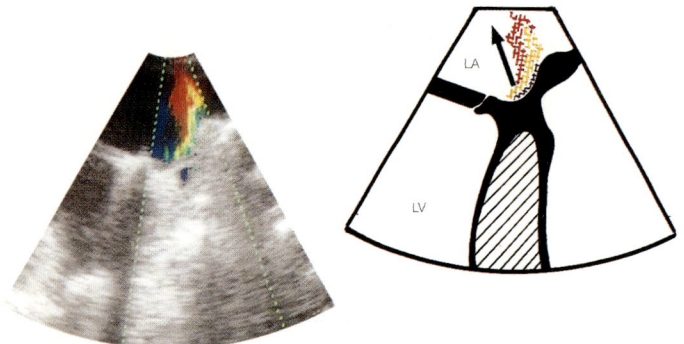

Abb. 507 und 508   Paravalvuläres Leck einer Mitralklappenprothese.

Tabelle 11   Physiologischer Reflux verschiedener Mitralklappenprothesen (nach Siglow 1993)

Klappentyp	Refluxlokali-sation	Refluxlänge	Zeitpunkt
Bioprothese	1 zentral	0 – 2 cm	frühsyst.
Björk-Shiley	2 peripher	2 – 3 cm	holosyst.
St. Jude-Medical	1 zentral	2 – 5 cm	holosyst.
	2 peripher	2 – 4 cm	holosyst.
Medtronic-Hall	1 zentral	3 – 6 cm	holosyst.
	2 peripher	0,5 – 2 cm	holosyst.
Starr-Edwards	2 peripher	2 – 3 cm	frühsyst.

Beachte

➤ Eine hämodynamisch wirksame Stenosierung durch Thrombosierung der Klappenanteile ist durch Bestimmung der Öffnungsfläche nach der Kontinuitätsgleichung, der Druckabfallhalbwertszeit (PHT) und der Mitteldruck- bzw. Maximalgradienten zu erfassen. Da letztere große Unterschiede in Abhängigkeit vom verwendeten Klappenringdurchmesser und aktuellem Herzzeitvolumen aufweisen können, ist ein Vergleich mit Voruntersuchungen (auch transthorakalen Befunden) anzustreben.
➤ Die gesamte Zirkumferenz des Halteapparates der Mitralklappenprothese ist nur im multiplanen TEE einsehbar.

Zusammenfassung

➤ Transösophageale und transthorakale Echokardiographie ergänzen sich in der Beurteilung der Mitralklappenprothesen.
➤ Geringgradige Insuffizienzen der Mitralklappenprothesen sind nicht pathologisch.
➤ Hinweise zur Stenosierung von Mitralklappenprothesen ergeben sich aus Verminderung der effektiven Klappenöffnungsfläche im Vergleich zu den Vorbefunden.

Prozedere

➤ Therapeutisches Vorgehen (kardiochirurgische Konferenz bei schwerem paravalvulärem Leck mit entsprechender Symptomatik) unter Berücksichtigung aller Vorbefunde.
➤ Kontrolle der **Hämolyseparameter**.
➤ Endokarditisprophylaxe bei allen zur Bakteriämie neigenden Eingriffen.

Aortenklappenprothesen

AK-Prothesen im B-Bild

➤ Detaillierte Darstellung morphologischer Klappenveränderungen (degenerative Veränderungen bei Bioprothesen, thrombotische Auflagerungen bei Kunstprothesen, paravalvuläre Abszesse).

➤ Der dorsale Halteapparat ist gut einsehbar, die ventralen Anteile sind bei Kunstprothesen häufig artefaktüberlagert (Abb. 509 und 510).

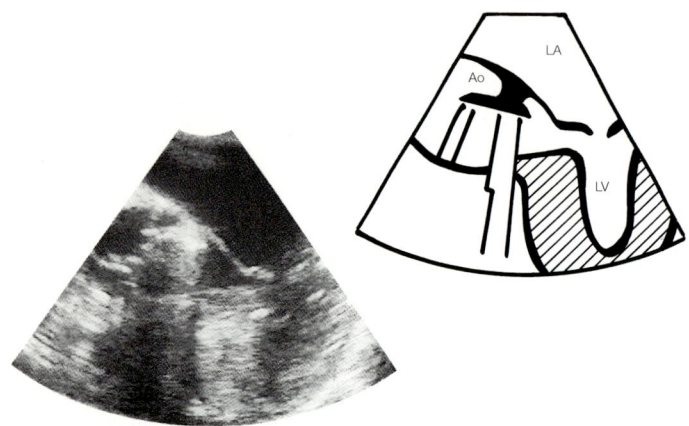

Abb. 509 und 510   Kunstprothese (St. Jude-Medical) in Aortenposition.

➤ Bei Bioprothesen ist die Darstellung der Klappensegel durch den echodichten Klappenrand häufig erschwert (Abb. 511 und 512).

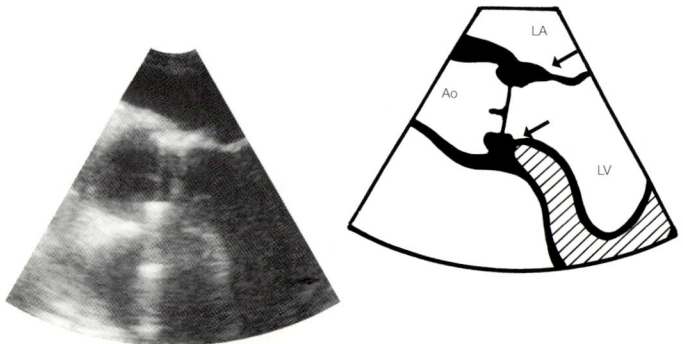

Abb. 511 und 512   Bioprothese in Aortenposition.

Aortenklappenprothesen im Farbdoppler

➤ Begleitende Insuffizienzen sind genau zu quantifizieren, ein Vergleich mit vorangegangenen Untersuchungen ist anzustreben (Abb. 513 und 514).

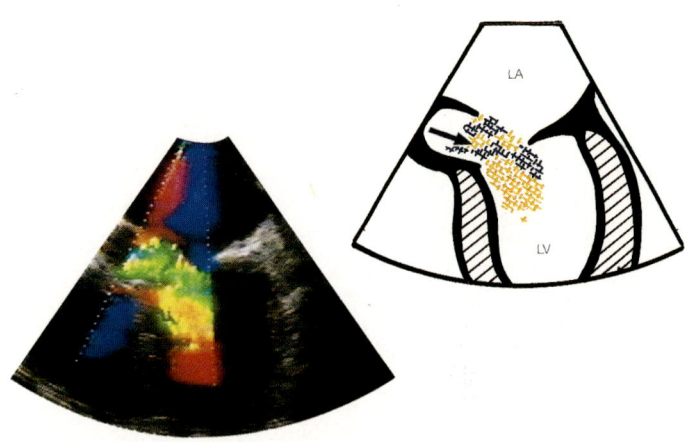

Abb. 513 und 514   Mittelschwere Aorteninsuffizienz bei degenerativ veränderter Aortenklappenbioprothese.

Zusammenfassung

➤ Aortenklappenprothesen sind transösophageal meist im Bereich der dorsalen Zirkumferenz gut darstellbar. In die Beurteilung der Prothesenmorphologie und -funktion muß der transthorakale Befund mit einfließen.

Mitralsegelabriß

Mitralsegelabriß im B-Bild

➤ Transösophageal können Sehnenfäden sowie frei prolabierende Segel (Abb. 515 und 516) dargestellt werden.

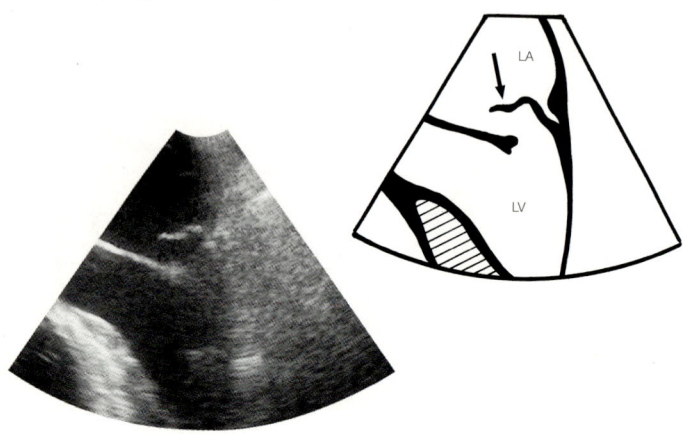

Abb. 515 und 516   Mitralsegelabriß: Sehnenfäden in LA nachweisbar.

Mitralsegelabriß im Farbdoppler

➤ Die resultierende (häufig exzentrische) Mitralinsuffizienz ist entsprechend den Kriterien (siehe Mitralinsuffizienz, S. 114) zu quantifizieren (Abb. 517 und 518).

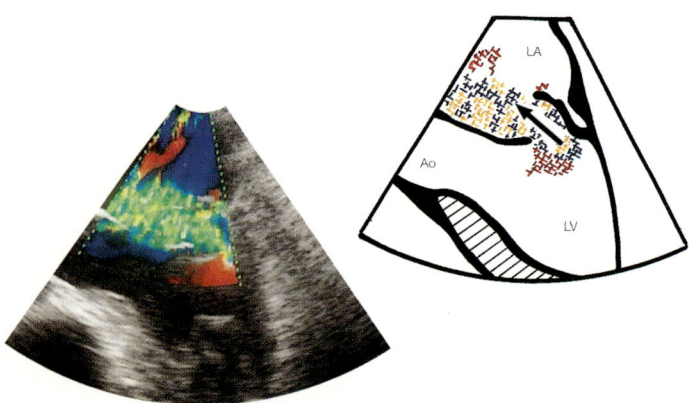

Abb. 517 und 518   Schwere Mitralinsuffizienz bei Mitralsegelabriß.

Prozedere

➤ Unter Berücksichtigung der Klinik Überprüfung der **Indikation zum Mitral-klappenersatz.**

Aortendissektion

Aortendissektion im B-Bild

➤ Darstellung einer flottierenden Dissektionsmembran (Abb. 519 und 520).

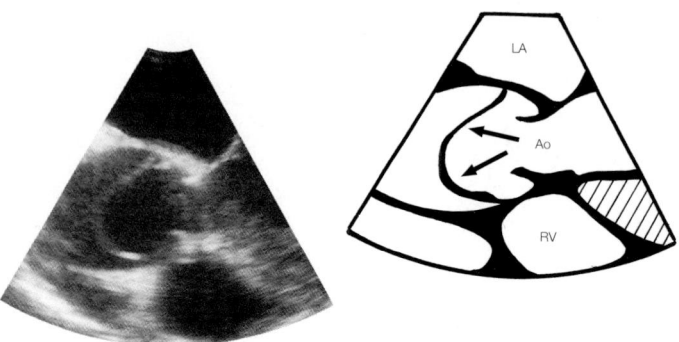

Abb. 519 und 520   Dissektionsmembran im Sinus Valsalvae.

➤ Nachweis der typischen Dissektionsmembran in der Aorta ascendens bzw. descendens (Abb. 521 und 522).

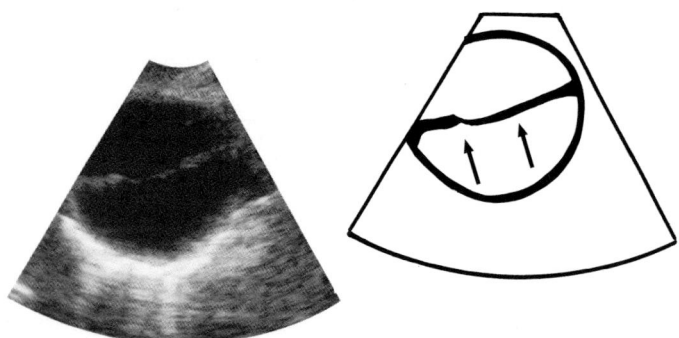

Abb. 521 und 522   Dissektionsmembran in der Aorta.

Aortendissektion im Farbdoppler

➤ Nachweis des unterschiedlichen Flusses im wahren und falschen Lumen (Abb. 523 und 524).

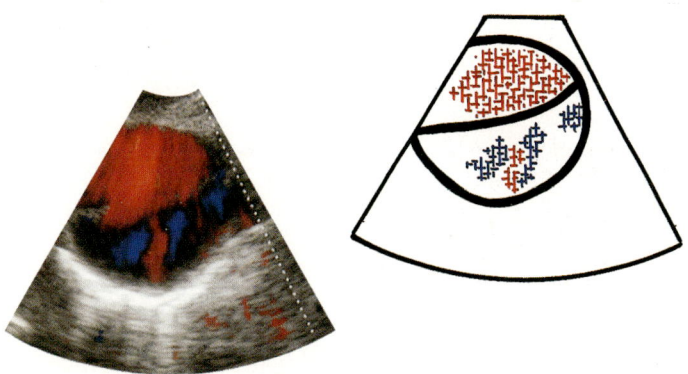

Abb. 523 und 524 Unterschiedlicher Fluß im wahren und falschen Lumen bei Dissektion.

➤ Das Reentry sollte dargestellt werden (Abb. 525 und 526).

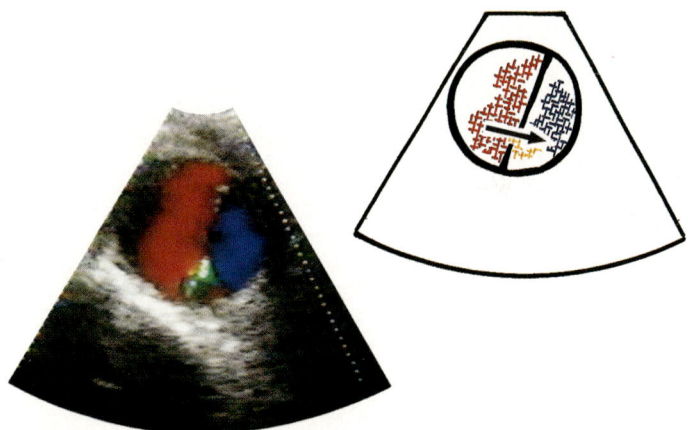

Abb. 525 und 526 Reentry einer Aortendissektion.

Aortendissektion

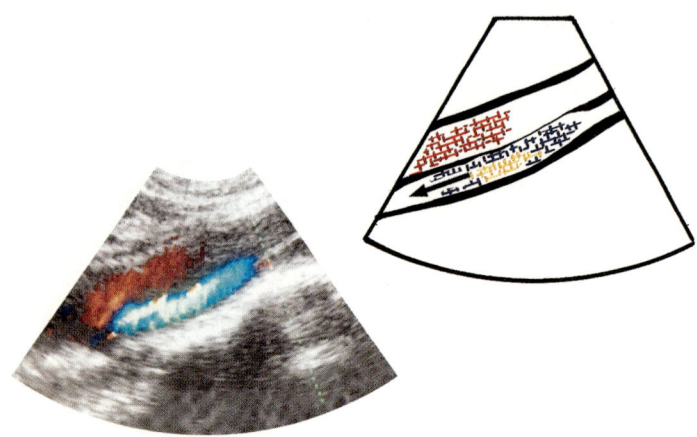

Abb. 527 und 528   Dissektion der A. subclavia bei Aortendissektion.

➤ Alle supraaortischen Äste sowie die Abdominalaorta müssen farbdopplersonographisch auf Dissektionsmembranen untersucht werden. (Abb. 527 und 528).

Beachte

➤ Entscheidend für die Therapie ist die **Lokalisation des Entry:**
  – *Dissektionsbeginn in der Aorta ascendens (Typ A nach Stanford):* Primär chirur-
    gisches Vorgehen.
  – *Dissektionsbeginn im Aortenbogen und Aorta descendens:* Primär konservati-
    ves Vorgehen.

Zusammenfassung

➤ Neben dem qualitativen Nachweis einer Aortendissektion können im TEE Aussagen über das Entry und Reentry gewonnen werden.
➤ Im monoplanen TEE besteht eine (kurzstreckige) diagnostische Lücke im Bereich der Aorta ascendens durch Überkreuzung des Bronchialbaums.
➤ Vor jedem TEE zum Nachweis einer Aortendissektion sollten die Möglichkeiten
zur Videodokumentation überprüft werden.

Prozedere

➤ Zügige Rücksprache mit dem Kardiochirurgen.

TEE in der Intensivmedizin: B-Bild

➤ Nachweis segmentaler Kontraktionsstörungen oder Aneurysmen bei Herzinfarkten.
➤ Nachweis einer Aortendissektion.
➤ Endokardiale Appositionen bei Endokarditiden.
➤ Rechtskardiale Passage thrombotischen Materials bei Lungenembolien.
➤ Nachweis rechtskardialer Tumoren bei Lungenembolien.
➤ Flottierende Mitralsegelanteile im linken Vorhof bei Papillarmuskelruptur oder Sehnenfadenabriß.

TEE in der Intensivmedizin: Doppler/Farbdoppler

➤ Klappeninsuffizienzen bei Endokarditiden oder Papillarmuskelsyndrom.
➤ Myokardruptur in das Perikard oder postinfarzieller Ventrikelseptumdefekt nach Herzinfarkt.
➤ Paravalvuläre Lecks bei Klappenprothesen.

Beachte

➤ Messungen des Herzzeitvolumens im linksventrikulären Ausstromtrakt (Methode siehe Hämodynamik, S. 56) sind meist nur mit großem Winkelfehler möglich und daher unzuverlässig. Insofern sollte auch bei beatmeten Patienten die transthorakale Ableitung des linksventrikulären Ausstroms im subkostalen Fenster versucht werden.

Halbfett gedruckte Seitenzahlen = Haupttextstellen

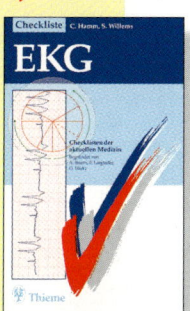
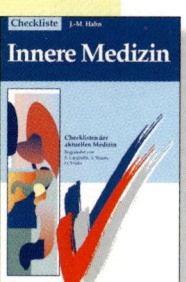
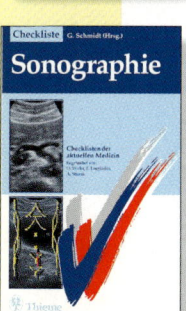
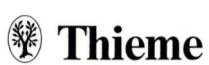

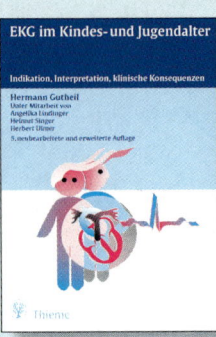
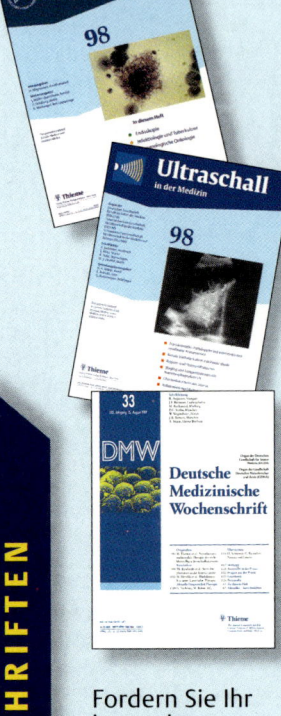
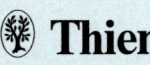

Normwerte und Differentialdiagnose

Aortenklappenseparation

Normwert: 15–26 mm.

Vermindert:

- Aortenklappenstenose.
- Eingeschränkte linksventrikuläre Funktion.
- Subvalvuläre Aortenstenose.
- Hypertrophe obstruktive Kardiomyopathie.
- Fakultativ bei Aortenklappensklerose.

Aortenwurzeldurchmesser

Normwert: 20–38 mm.

Erweitert:

- Aortenektasie.
- Poststenotisch bei Aortenstenose.
- Aortenaneurysma.
- Aneurysma Sinus Valsalvae.
- Aorteninsuffizienz.
- Truncus arteriosus communis.
- Marfan-Syndrom.

Linker Vorhof

Normwert: 20–40 mm.

Vergrößert:

- Mitralklappenfehler.
- Absolute Arrhythmie.
- Koronare Herzkrankheit mit Papillarmuskeldysfunktion.
- Mitralklappenprolaps mit Insuffizienz.
- Mitralsegelabriß.
- Kardiomyopathien.
- Hypertensive Herzkrankheit.
- Shuntvitium auf Vorhof- oder Ventrikelebene.
- Ductus Botalli apertus.
- Pericarditis constrictiva.
- Fakultativ bei Perikarderguß.

Mitralklappe: DE-Amplitude

Normwert: 18–35 mm.

Vergrößert:

- Mitralinsuffizienz.
- Mitralsegelabriß.
- Mitralklappenprolaps.

Vermindert:

- Mitralstenose.
- Eingeschränkte linksventrikuläre Funktion.
- Vorhofmyxom.
- Aorteninsuffizienz.

Mitralklappe: EF-Slope

Normwert: 70–170 mm/s.

Vermindert:

- Mitralstenose.
- Linksventrikuläre Dehnbarkeitsstörung (hypertensive Herzkrankheit, koronare Herzkrankheit).
- Linksatriales Myxom.

E-Septum-Abstand

Normwert: < 10 mm.

Vergrößert:

- Eingeschränkte linksventrikuläre Funktion.
- Dilatative Kardiomyopathie.
- Dilatative Verlaufsform einer KHK.
- Septuminfarkt bei Aneurysma.
- Evtl. bei Aorteninsuffizienz.

Linker Ventrikel: enddiastolischer bzw. systolischer Durchmesser

Normwert: 33–56 mm enddiastolisch, 26–42 mm endsystolisch.

Vergrößert:

- Dilatative Kardiomyopathie.
- Dilatative Verlaufsform einer KHK.
- Hinterwand- bzw. Septumaneurysma.
- Aorteninsuffizienz.
- Mitralinsuffizienz.
- Ductus Botalli apertus.
- Dekompensierte hypertensive Herzkrankheit.
- Perforiertes Sinus-Valsalvae-Aneurysma.

Vermindert:

- Restriktive Kardiomyopathie mit Infiltration.
- Hypertrophe Kardiomyopathien.
- Löffler-Endokarditis.

Linker Ventrikel: Septumdicke

Normwert: 6–12 mm enddiastolisch.

Vergrößert:

- Septumhypertrophie bei hypertensiver Herzerkrankung.
- Hypertrophe Kardiomyopathien.
- Chronische rechtsventrikuläre Druckbelastung.